Der Inhalt

AF891968

- WHEDA-Vorstellung
- WHEDA-Patientenfragebogen zur Lebensqualität
- WHEDA-Angehörigenfragebogen zur Betreuung
- WHEDA-Angehörigenfragebogen zum Hilfebedarf
- WHEDA-Angehörigenfragebogen zu Verhaltensveränderungen
- WHEDA-Befunddokumentation
- WHEDA-Therapiebericht

WHEDA-Vorstellung

Wer im Alltag aktiv bleibt – körperlich, geistig und gemeinsam mit anderen Menschen – der bleibt länger gesund. Deshalb sollten die wichtigsten Aktivitäten im Alltag

1. möglichst gut gelingen,
2. einen selbst zufriedenstellen und
3. nicht allzu viel Stress oder Zeitdruck mit sich bringen.

Was sind wichtige Aktivitäten? Alles, was man tun muss, wie z.B. Anziehen oder Einkaufen. Aber auch die Aktivitäten, die man gerne ausführt, wie etwa spazieren gehen, Musik hören oder andere Hobbys. Manchmal ist es schwierig, Alltagsaktivitäten so auszuführen, wie man es gerne hätte. Man hat zu wenig Zeit dafür oder man muss etwas tun, was einem nicht besonders viel Freude bereitet. Manchmal spielt das Gedächtnis auch nicht so mit und man vergisst so manches.

Als Ergotherapeutin möchte ich Ihnen helfen, mit diesen Schwierigkeiten besser zurechtzukommen.

- Die Idee ist, dass ich Ihren Alltag besser kennenlerne.
- Gemeinsam können wir dann die Aktivitäten heraussuchen, die für Sie sehr wichtig sind, die Ihnen aber im Moment auch Schwierigkeiten bereiten.
- Danach können wir gemeinsam überlegen, wie Sie diese Schwierigkeiten meistern können.
- Und idealerweise sollen Sie am Ende der Ergotherapie sagen können: „Ja, jetzt geht das Busfahren oder das gemeinsame Einkaufen oder das Briefmarkensortieren besser. Und jetzt können wir uns auch selbst besser helfen, wenn ein neues Problem auftaucht."

Mein Vorschlag zum Kennenlernen Ihres Alltags wäre:

a. Sie erzählen mir heute zunächst einmal ihren typischen Tages- oder Wochenablauf.
b. Beim nächsten Mal würde ich mich gerne mit Ihnen (Herr/Frau Angehörige) unterhalten, um Ihre Sicht besonders kennenzulernen.

Spektrum **Ergotherapie**

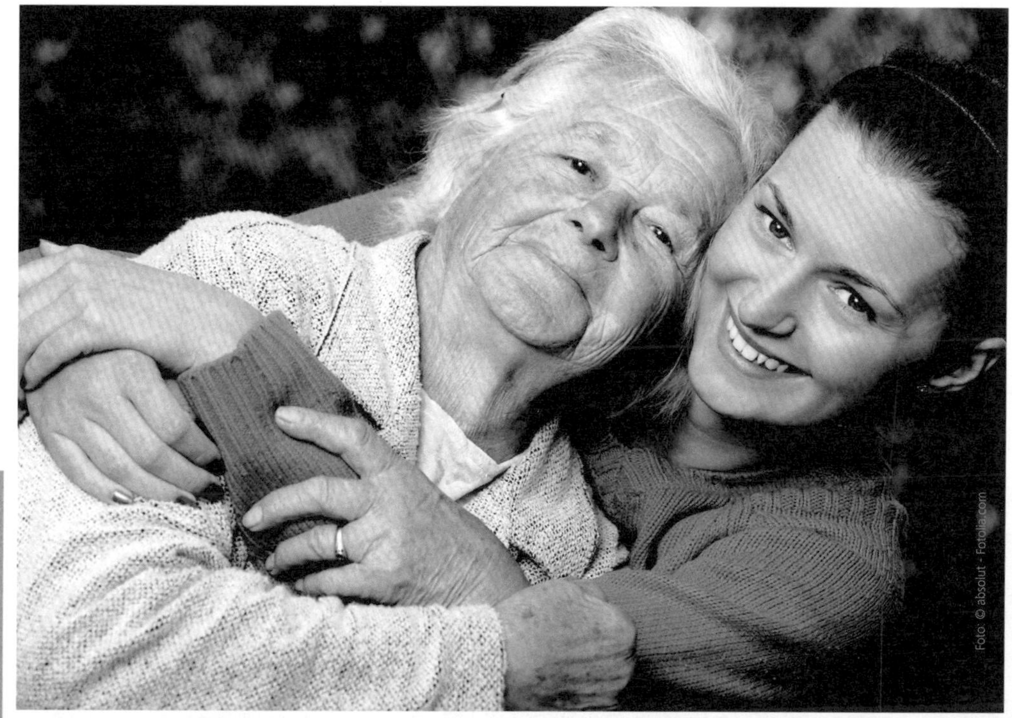

Evaluationsbogen

Wirksame Häusliche Ergotherapie für Demenzerkrankte und Angehörige

Sebastian Voigt-Radloff
Andrea Rühlemann
Michael Hüll

Das Gesundheitsforum

Schulz-Kirchner Verlag

Kopiervorlagen

c. Danach würde ich gerne ein ausführliches Gespräch mit Ihnen (Herr/Frau Patient) vereinbaren.
d. Nachdem wir dann Ihren Alltag sozusagen von allen Seiten beleuchtet haben, können wir in einem anschließenden Gespräch zu dritt überlegen, welche Alltagstätigkeiten wir zuerst angehen wollen. Dies können Aktivitäten von Ihnen (Herr/Frau Patient) oder von Ihnen (Herr/Frau Angehörige) oder auch gemeinsame Aktivitäten sein.
e. Wie wir eine Verbesserung erreichen, überlegen wir dann auch gemeinsam. Dabei sind Ihre Vorschläge die wichtigeren, denn Sie müssen diese hinterher ja auch umsetzen. Aber ich helfe Ihnen gerne bei Ihrer Suche nach guten Lösungen.

Das ist die Idee der ergotherapeutischen Behandlung. Was meinen Sie dazu?

WHEDA-Patientenfragebogen zur Lebensqualität

Datum: Name:

In den letzten **7 Tagen** ...	nie	selten	manch-mal	öfters	sehr oft
Wie oft hatten Sie das Gefühl, dass es Menschen gibt, die Sie mögen?	☐	☐	☐	☐	☐
Wie oft hatten Sie Spaß oder lachten zusammen mit anderen Menschen?	☐	☐	☐	☐	☐
Wie oft hatten Sie das Gefühl, dass Ihnen etwas gelungen ist?	☐	☐	☐	☐	☐
Wie oft waren Sie in der Lage, eigenständige Entscheidungen zu treffen?	☐	☐	☐	☐	☐
Wie oft haben Sie etwas erlebt, worüber Sie lachen mussten?	☐	☐	☐	☐	☐

Welche Aktivitäten haben Sie in den letzten **7 Tagen** genossen? *Beispiele: Spazieren gehen, Natur genießen, Besuche, Hobbys, Musik, ...*	gar nicht	kaum	ein bisschen	ziemlich	sehr
1.	☐	☐	☐	☐	☐
2.	☐	☐	☐	☐	☐
3.	☐	☐	☐	☐	☐
4.	☐	☐	☐	☐	☐
5.	☐	☐	☐	☐	☐
6.	☐	☐	☐	☐	☐
7.	☐	☐	☐	☐	☐

Wie oft fühlten Sie sich in den letzten **7 Tagen** …	nie	selten	manch-mal	öfters	sehr oft
nützlich	☐	☐	☐	☐	☐
in Verlegenheit gebracht	☐	☐	☐	☐	☐
geliebt	☐	☐	☐	☐	☐
voller Selbstvertrauen	☐	☐	☐	☐	☐
zufrieden mit sich selbst	☐	☐	☐	☐	☐
verängstigt	☐	☐	☐	☐	☐
glücklich	☐	☐	☐	☐	☐
einsam	☐	☐	☐	☐	☐
frustriert	☐	☐	☐	☐	☐
fröhlich	☐	☐	☐	☐	☐
verärgert	☐	☐	☐	☐	☐
besorgt	☐	☐	☐	☐	☐
zufrieden	☐	☐	☐	☐	☐
depressiv	☐	☐	☐	☐	☐
hoffnungsvoll	☐	☐	☐	☐	☐
nervös	☐	☐	☐	☐	☐
betrübt	☐	☐	☐	☐	☐
gereizt	☐	☐	☐	☐	☐
ängstlich	☐	☐	☐	☐	☐

	schlecht	mäßig	gut	sehr gut	ausge-zeichnet
Allgemein gesehen, wie würden Sie Ihre Lebensqualität beurteilen?	☐	☐	☐	☐	☐

Bitte überprüfen Sie noch einmal, ob Sie auch keine Antwort vergessen haben.

Herzlichen Dank!

WHEDA-Angehörigenfragebogen zur Betreuung

Datum: Name:

Ihre Erfahrungen in den letzten **7 Tagen ...**	**trifft zu**	**trifft eher zu**	**teils / teils**	**trifft eher nicht zu**	**trifft nicht zu**
Neben den bestehenden Pflichten für meine Familie, Berufstätigkeit usw. belastet mich die Verantwortung für meinen Angehörigen sehr.	☐	☐	☐	☐	☐
Ich habe das Gefühl, dass ich meinen Angehörigen nicht allein lassen kann, da er mich ständig braucht.	☐	☐	☐	☐	☐
Ich mache mir ständig Sorgen um meinen Angehörigen.	☐	☐	☐	☐	☐
Die Betreuung meines Angehörigen lässt mir nicht genug Zeit für mich selbst.	☐	☐	☐	☐	☐
Ich habe das Gefühl, dass meine Gesundheit durch die Versorgung meines Angehörigen gelitten hat.	☐	☐	☐	☐	☐
Nach meinem Gefühl lässt mir die gegenwärtige Situation mit meinem Angehörigen nicht so viel Raum für mich selbst, wie ich gerne hätte.	☐	☐	☐	☐	☐
Ich habe den Eindruck, dass mein Angehöriger mich durch sein Verhalten zu manipulieren versucht.	☐	☐	☐	☐	☐
Meinem Gefühl nach erwartet mein Angehöriger von mir, dass ich für ihn sorge, weil er sich sonst auf niemanden verlassen kann.	☐	☐	☐	☐	☐

	trifft zu	trifft eher zu	teils / teils	trifft eher nicht zu	trifft nicht zu
Mein Angehöriger zeigt anderen Personen, die ihn nur gelegentlich versorgen, mehr Wertschätzung als mir, der ihn ständig versorgt.	☐	☐	☐	☐	☐
Ich bin zufrieden mit der Beziehung zu meinem Angehörigen.	☐	☐	☐	☐	☐
Im Umgang mit meinem Angehörigen werde ich aggressiv.	☐	☐	☐	☐	☐
In der Beziehung zu meinem Angehörigen fühle ich mich nützlich.	☐	☐	☐	☐	☐
Ich habe den Eindruck, dass mir mein Angehöriger durch sein Verhalten das Leben schwer machen will.	☐	☐	☐	☐	☐
Ich bin mir nicht sicher, wie weit die Versorgung meines Angehörigen durch mich gehen soll.	☐	☐	☐	☐	☐
Ich denke, ich bin nicht geeignet, meinen Angehörigen zu versorgen.	☐	☐	☐	☐	☐
Ich habe das Gefühl, dass ich mich nicht so viel um meinen Angehörigen kümmere, wie ich könnte oder sollte.	☐	☐	☐	☐	☐
Im Umgang mit meinem Angehörigen fühle ich mich gereizt.	☐	☐	☐	☐	☐
Ich habe den Eindruck, dass ich in der Vergangenheit nicht so viel für meinen Angehörigen getan habe, wie ich gekonnt oder gesollt hätte.	☐	☐	☐	☐	☐
Ich habe Schuldgefühle wegen der Art und Weise, wie ich mit meinem Angehörigen umgehe.	☐	☐	☐	☐	☐

	trifft zu	trifft eher zu	teils / teils	trifft eher nicht zu	trifft nicht zu
Die Betreuung meines Angehörigen macht mich unruhig oder niedergeschlagen.	☐	☐	☐	☐	☐
Egal wie viel Mühe ich mir gebe, es wirkt sich nicht positiv auf meinen Angehörigen aus.	☐	☐	☐	☐	☐
Ich habe den Eindruck, dass mein Angehöriger sich so verhält, um seinen Willen durchzusetzen.	☐	☐	☐	☐	☐
Im Umgang mit meinem Angehörigen fühle ich mich gestresst.	☐	☐	☐	☐	☐
Ich habe das Gefühl, dass mein Angehöriger Forderungen stellt, die meines Erachtens über das hinausgehen, was er tatsächlich braucht.	☐	☐	☐	☐	☐
Ich wünschte, mein Angehöriger und ich hätten eine bessere Beziehung.	☐	☐	☐	☐	☐
Das Verhalten meines Angehörigen ist mir peinlich.	☐	☐	☐	☐	☐

Bitte überprüfen Sie noch einmal, ob Sie auch keine Antwort vergessen haben.
Herzlichen Dank!

WHEDA-Angehörigenfragebogen zum Hilfebedarf

Datum: Name:

In den letzten **7 Tagen** benötigte der Erkrankte Hilfe beim …	nicht ausgeführt	Hilfebedarf				
		nie	selten	manchmal	oft	immer
Waschen (Finden der Seife, des Waschlappens, des Handtuchs; Bedienen des Wasserhahns; Waschen und Abtrocknen des Körpers)	☐	☐	☐	☐	☐	☐
Ankleiden (Finden der Kleidung; Anziehen der einzelnen Kleidungsstücke in der richtigen Reihenfolge)	☐	☐	☐	☐	☐	☐
Kaffee- oder Teekochen (Finden von Kaffeepulver, Tee, Kaffeefilter; Ausführen der entsprechenden Aktivitäten)	☐	☐	☐	☐	☐	☐
Bereiten einer einfachen Mahlzeit (Finden der Zutaten; Zubereiten von Ei, Gemüse, Fleisch u.a.; Herdbedienung)	☐	☐	☐	☐	☐	☐
Einkaufen, auch wenn ich einen Einkaufszettel mitgab (Finden der Artikel im richtigen Geschäft; Kaufen der richtigen Mengen; Bezahlen)	☐	☐	☐	☐	☐	☐
Telefonieren (Finden von Telefon und Telefonnummer; Aufnehmen des Hörers; Nummer wählen; Sprechen)	☐	☐	☐	☐	☐	☐
Putzen und bei kleinen Arbeiten im und rund ums Haus (Finden der notwendigen Dinge zum Ausführen der einzelnen Aktivitäten)	☐	☐	☐	☐	☐	☐
Andere wichtige Alltagsaktivität:	☐	☐	☐	☐	☐	☐
Weitere wichtige Alltagsaktivität:	☐	☐	☐	☐	☐	☐

Bitte überprüfen Sie noch einmal, ob Sie auch keine Antwort vergessen haben.

Herzlichen Dank!

WHEDA-Angehörigenfragebogen zu Verhaltensveränderungen

Datum: Name:

leicht = wahrnehmbare, aber keine deutliche Veränderung
mittel = deutliche, aber keine dramatische Veränderung
schwer = sehr ausgeprägte, dramatische Veränderung

	Verhaltensveränderung des Patienten in den **letzten vier Wochen**. Haben Sie „ja" angekreuzt, schätzen Sie bitte auch den Schweregrad ein.	nein	ja	Schweregrad leicht	Schweregrad mittel	Schweregrad schwer
01	Glaubt der Patient, dass andere Menschen ihn bestehlen oder planen ihm irgendwie zu schaden?	☐	☐	☐	☐	☐
02	Verhält der Patient sich, als ob er Stimmen hört? Spricht er mit Menschen, die nicht anwesend sind?	☐	☐	☐	☐	☐
03	Ist der Patient eigensinnig und widersetzt er sich der Hilfe anderer?	☐	☐	☐	☐	☐
04	Scheint der Patient traurig oder niedergeschlagen? Weint er?	☐	☐	☐	☐	☐
05	Wird der Patient nervös, wenn er von Ihnen getrennt ist? Zeigt er andere Anzeichen von Nervosität wie Kurzatmigkeit, Seufzen, Unfähigkeit zu entspannen oder übermäßige Anspannung?	☐	☐	☐	☐	☐
06	Scheint der Patient sich unangemessen glücklich zu fühlen oder verhält er sich übermäßig fröhlich?	☐	☐	☐	☐	☐
07	Zeigt der Patient weniger Interesse an seinen normalen Aktivitäten und an den Aktivitäten und Plänen anderer?	☐	☐	☐	☐	☐

		nein	ja	leicht	mittel	schwer
08	Scheint der Patient impulsiv zu handeln? Spricht er zum Beispiel mit völlig Fremden, als ob er sie kennen würde? Sagt der Patient Dinge, die die Gefühle anderer Menschen verletzen könnten?	☐	☐	☐	☐	☐
09	Ist der Patient ungeduldig oder reizbar? Hat er Mühe, mit Verzögerungen fertig zu werden oder auf geplante Aktivitäten zu warten?	☐	☐	☐	☐	☐
10	Ist der Patient mit sich immer wiederholenden Tätigkeiten beschäftigt, wie zum Beispiel im Haus auf und ab gehen, an Knöpfen herumspielen, einen Faden aufwickeln oder andere „Angewohnheiten"?	☐	☐	☐	☐	☐
11	Weckt der Patient Sie nachts auf, steht morgens zu früh auf oder schläft tagsüber übermäßig viel?	☐	☐	☐	☐	☐
12	Hat der Patient zu- oder abgenommen oder bevorzugt er nun andere Nahrungsmittel?	☐	☐	☐	☐	☐

Bitte überprüfen Sie noch einmal, ob Sie auch keine Antwort vergessen haben.

Herzlichen Dank!

WHEDA-Befunddokumentation

Patientenname:

Beobachtungen zu Tagesablauf und Interaktion

Zusammenfassung des Angehörigengespräches

Aktivitäten, die den Patienten motivieren

WHEDA-Therapiebericht

WHEDA: **W**irksame **H**äusliche **E**rgotherapie für **D**emenzerkrankte und ihre **A**ngehörigen
Ein Leuchtturmprojekt Demenz unterstützt vom Bundesministerium für Gesundheit

Patient

Therapieziele

Zielerreichung

Empfehlungen

Stempel, Datum und Unterschrift

Für weitere Notizen

WHEDA-Broschüre

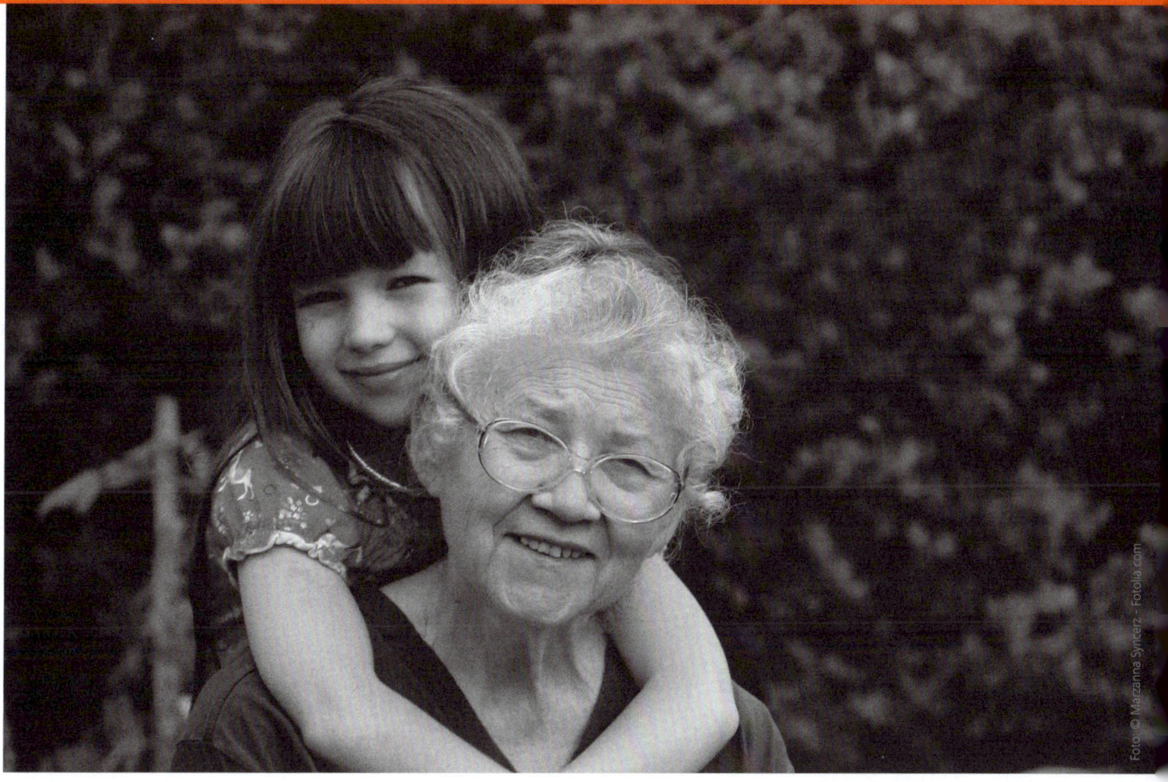

Foto: © Marzanna Syncerz - Fotolia.com

Was Sie tun können

Eine ergotherapeutische Beratungsbroschüre für Ihren Alltag mit Demenzerkrankung

Sebastian Voigt-Radloff
Andrea Rühlemann
Michael Hüll

Das Gesundheitsforum

Schulz-Kirchner Verlag

Inhalt

Sicherlich haben Sie sich als Betroffene und Angehörige schon über die Erkrankung informiert. Aus Sicht der Ergotherapie möchten wir drei wichtige Aspekte hervorheben.

1. Wie es Ihnen mit dieser Erkrankung geht, hängt von vielen Faktoren ab und ist von Mensch zu Mensch sehr verschieden.

2. Sie können viel für Ihr Wohlbefinden tun und selbst einiges dazu beitragen, viele Jahre ein hohes Maß an Lebensqualität zu erhalten.

3. Das Leben bietet viele schöne Momente – auch mit einer Demenzerkrankung. Entspannen und genießen Sie, sooft sich die Gelegenheit bietet. Das kann viel zu Ihrem Wohlbefinden beitragen.

Mit dieser Broschüre möchten wir Ihnen einen Ratgeber an die Hand geben, in dem Sie nützliche Tipps finden, wie Sie trotz Demenz möglichst lange aktiv und zufrieden leben können.

Wir wählen die weibliche Anrede, weil die meisten Demenzerkrankten, Angehörigen und Beraterinnen Frauen sind. Es sind aber jeweils weibliche als auch männliche Personen angesprochen.

Tipps für Betroffene

I. Bleiben Sie aktiv!

Alles, was Sie täglich selbst tun, trägt zum Erhalt Ihrer Fähigkeiten bei. Es sind die vielen kleinen Verrichtungen des Alltags, die lieb gewonnenen Gewohnheiten, die das Gehirn am besten trainieren. Auch wenn alles etwas länger dauert – tun Sie so viel wie möglich selbst!

Gehen Sie täglich an die frische Luft. Neben Spaziergängen, am besten in Begleitung, hält Sie auch Seniorengymnastik beweglich. Tun Sie, was Sie schon immer getan haben. Gewohnte Tätigkeiten in Haus und Garten helfen Ihnen dabei, noch lange aktiv zu bleiben.

II. Pflegen Sie Kontakte!

Wenn ein Zusammensein im großen Kreis zu anstrengend sein sollte, treffen Sie sich mit lieben Freunden und Bekannten im kleinen Rahmen. Ein Gespräch, ein regelmäßiges gemeinsames Kaffeetrinken, wöchentliche Spielrunden oder Spaziergänge mit alten und neuen Freunden sind eine wirksame „Medizin"!

Treffen Sie sich in kleinen Gruppen oder einzeln mit guten Freunden. Millionen Menschen erkranken an Demenz. Ihre Erkrankung ist also nichts, wofür Sie sich verstecken müssten. Je offener Sie damit umgehen, desto mehr werden Sie überrascht sein, wie viel Verständnis und Unterstützung Sie erfahren werden.

Tipps für Angehörige

I. **Unterstützen Sie die Betroffene, aber nehmen Sie ihr nichts aus der Hand.**
Der lange Erhalt der Selbstständigkeit in Alltagsaktivitäten ist für das Wohlbefinden der Erkrankten von wesentlicher Bedeutung.

II. **Nehmen Sie sich Zeit für sich selbst.**
In der Regel ist es eine Person, die hauptsächlich für Pflege und Betreuung, den Haushalt und die Organisation des Alltags verantwortlich ist. Doch eine Person allein ist damit sehr häufig überlastet. Sie sollten deshalb versuchen, die Aufgaben auf mehreren Schultern zu verteilen. Dafür kommen infrage:

- der private Umkreis der Betroffenen,
- professionelle Unterstützung, z.B. Beratungsstellen, ambulante Pflegedienste, Tagespflegeeinrichtungen,
- ehrenamtliche Dienste, z.B. ehrenamtliche Helferinnen, die stundenweise ins Haus kommen, oder die Betreuung in Betreuungsgruppen.

III. **Pflegen Sie Kontakte und holen Sie sich Unterstützung.**
Suchen Sie sich Menschen, mit denen Sie offen sprechen können und die Sie unterstützen können. Es können auch Selbsthilfegruppen oder Veranstaltungen verschiedener Einrichtungen sein, wo Sie Gleichgesinnte treffen und sich austauschen können.

Einige hilfreiche Adressen finden Sie auf der letzten Seite.

Was wirkt sich positiv aus im Umgang mit der Erkrankung?

- **Für Sicherheit, Geborgenheit, Zuwendung sorgen.**
  So kann der Angst und Unsicherheit entgegengewirkt werden, unter der viele Demenzerkrankte leiden.

- **Vorhandene Fähigkeiten erhalten.**
  Unterstützen Sie die Betroffene, aber nehmen Sie ihr nichts aus der Hand. Es kommt nicht so sehr auf das Ergebnis an, sondern auf das Tun und die Freude an der Aktivität.

- **Stellen Sie sich auf wechselnde Fähigkeiten und sich verändernde Verhaltensweisen ein.**
  Manches kann die Betroffene noch selbst, anderes fällt ihr schwerer. Für uns Außenstehende ist es manchmal schwierig nachzuvollziehen, warum das eine klappt, etwas Vergleichbares aber nicht. Je besser Sie sich in die Erlebenswelt der Erkrankten hineinversetzen können, desto entspannter werden Sie den gemeinsamen Alltag meistern.

- **Holen Sie sich emotionale und psychische Unterstützung.**
  Zu der Belastung durch Betreuung und Pflege kommen oft Spannungen in der Familie. Kinder müssen Elternfunktion übernehmen, Ehe- und Lebenspartner übernehmen Rollen, die zuvor der andere Partner innehatte. Aber auch krankheitsbedingte Verhaltensänderungen können sehr belastend sein. Durch Gespräche mit geschulten Beraterinnen erfahren Sie Hilfe und Entlastung.

Was Sie vermeiden sollten

- Schimpfen, Kritik und Vorhaltungen sind sinnlos und verderben die Stimmung, auch wenn es verständlich ist, dass Angehörigen manchmal der „Geduldsfaden" reißt.

- Leistungsbezogenes Gedächtnistraining und Üben haben keinen Sinn. Die an Demenz Erkrankten spüren ihre Defizite, denn sie können nur sehr schwer noch etwas Neues lernen.

- Unruhige Atmosphäre, Reizüberflutung und unübersichtliche Situationen sowie Zeit- und Leistungsdruck verwirren die Kranken zusätzlich.

- Fragen, die der Kranke wahrscheinlich nicht beantworten kann (z.B. warum er sich so verhält, wohin er etwas gelegt hat, ...), bringen zusätzlichen Stress und verringern das Selbstwertgefühl.

Schwieriges Verhalten – Tipps für Angehörige

Im Folgenden gehen wir kurz auf Verhaltensweisen ein, die im Rahmen einer Demenzerkrankung auftreten können und von Angehörigen oft als sehr belastend empfunden werden. Es ist allzu verständlich, dass Aggression, Anschuldigungen oder nächtliche Unruhe Sie an die Grenze Ihrer Belastbarkeit bringen können.

Scheuen Sie sich nicht, Hilfe in Anspruch zu nehmen. Sprechen Sie mit geschulten Mitarbeiterinnen von Beratungsstellen und mit Ihrem Arzt.

1. **Depressive Verstimmung**
   Die Demenzkranke ist traurig und hat zu nichts Lust. Sie gibt gewohnte Tätigkeiten auf und verliert das Interesse an Besuchen bei Verwandten und Bekannten.

   - **Mögliche Ursachen für dieses Verhalten**
     Die depressive Verstimmung kann eine Reaktion auf zunehmende Gedächtnisstörung sein. Oft erleben die Betroffenen ihren Alltag als eine Reihe von Misserfolgen. Sie spüren, dass ihnen alles abgenommen und nichts mehr zugetraut wird.

   - **Was Sie tun können**
     Aktivitäten sollten auf die Fähigkeiten der Betroffenen zugeschnitten sein, sie also weder unter- noch überfordern. Sprechen Sie in ihrer Anwesenheit mit und nicht über die Erkrankte. Ziehen Sie einen Facharzt zurate. Gerade bei depressiven Verstimmungen kann eine medikamentöse Therapie zu deutlichen Verbesserungen führen.

2. **„Du hast mein Geld gestohlen!"**
Manchmal können die Betroffenen ihre Angehörigen und die Pflegenden beschuldigen: „Du hast mein Geld gestohlen". „Ihr wollt mich mit den Medikamenten vergiften". „Nachts waren Fremde in der Wohnung und haben meine Papiere gestohlen". „Meine Tochter gibt mir nichts zu essen. Sie will nur mein Geld".

- **Mögliche Ursachen für dieses Verhalten**
  Niemand gibt gerne zu, etwas nicht mehr zu können. So versuchen Demenzkranke oft, plausible Erklärungen dafür zu finden, dass sie die Dinge nicht mehr finden. Oder sie haben vergessen, dass sie schon gegessen haben, und sind daher der Überzeugung, keine Mahlzeit erhalten zu haben.

- **Was Sie tun können**
  Sie sollten die Beschuldigungen ernst nehmen, aber daran denken, dass es sich um eine Erscheinung der Krankheit handelt. Suchen Sie z.B. gemeinsam die verlegten Gegenstände. Keinen Sinn hat es, gekränkt zu reagieren und der Erkrankten beweisen zu wollen, dass sie Unrecht hat.

3. **Wenn die Nacht zum Tag wird**
Nachts ist die Erkrankte aktiv, dafür döst sie tagsüber immer wieder ein.

- **Mögliche Ursachen für dieses Verhalten**
  Im Laufe der Erkrankung tritt häufig eine Veränderung bzw. Umkehr des Tag-Nacht-Rhythmus auf. Viele Kranke sind tagsüber unterfordert und dösen ein, nachts haben sie dann nur einen leichten Schlaf. Auch können eine ungeeignete Medikamenteneinnahme oder Durchblutungsstörungen des Gehirns zu nächtlichem Delir (akute Verwirrtheit) führen.

- **Was Sie tun können**
  Es kann hilfreich sein, eine angepasste Beschäftigung und körperliche Anstrengung am Tag zu fördern. Bei nächtlichen Verwirrtheitszuständen ist es sinnvoll, mit Ihrem Arzt über eine geeignete Medikation zu sprechen.

4. Aggressives Verhalten

Bei ganz normalen Alltagsverrichtungen wie der Pflege oder dem Ankleiden, aber auch Fremden gegenüber können die Betroffenen plötzlich sehr abwehrend sein. Beschimpfungen, aber auch Handgreiflichkeiten können das gemeinsame Leben sehr belasten.

- **Mögliche Ursachen für dieses Verhalten**
  Häufig ist Angst ein Grund für aggressives Verhalten. Die Erkrankte kann Angst haben, weil sie die Situationen nicht mehr einordnen kann oder die Angehörigen nicht mehr erkennt und sich bedrängt fühlt. Auch können Reizüberflutung und unangenehme Reize wie z.B. laute Geräusche die Erkrankte überfordern. Manchmal ist es auch die Frustration über die eigenen Defizite, die zu Aggression führt.

- **Was Sie tun können**
  Versuchen Sie die Ursache für das Verhalten herauszufinden. Achten Sie auf Ihre eigene Sicherheit und verlassen Sie notfalls kurz den Raum, bis die Situation wieder entspannt ist. Oft geht es in ruhiger Atmosphäre einfacher.

Adressen in Ihrer Region

■ **überreicht von**

WHEDA-Broschüre

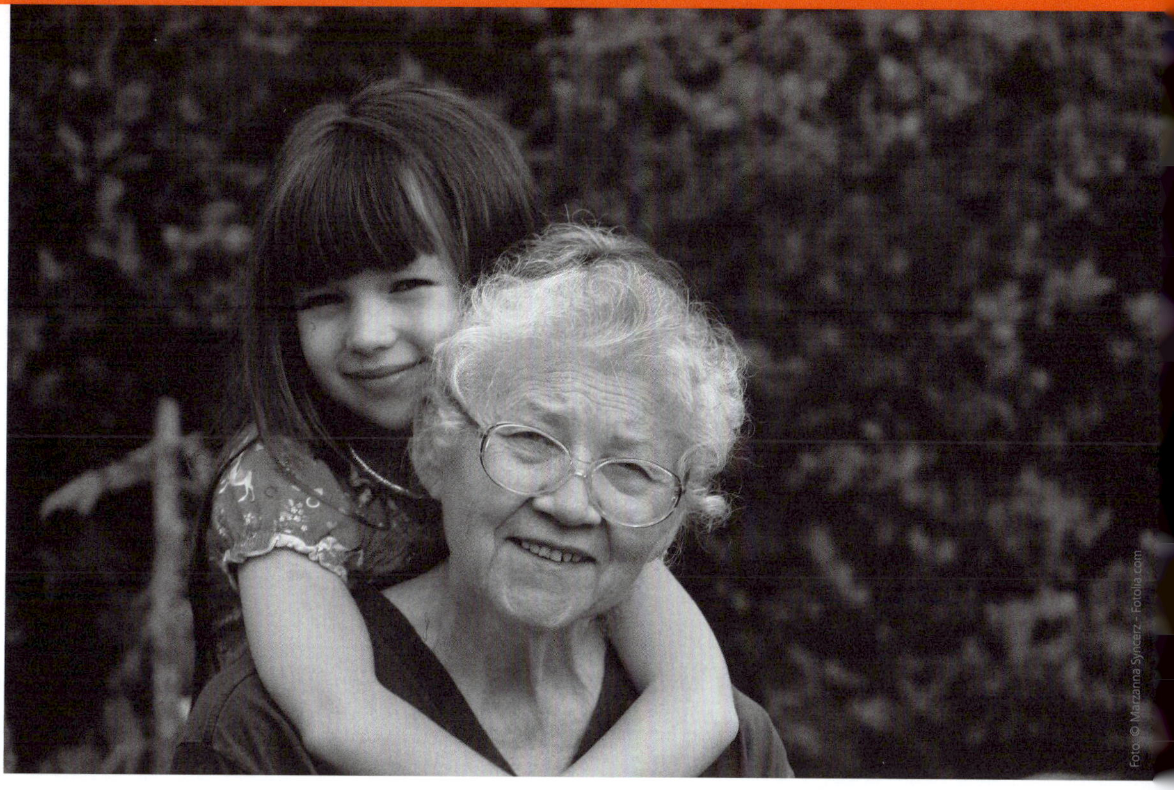

Foto: © Marzanna Syncerz – Fotolia.com

Was Sie tun können

Eine ergotherapeutische Beratungsbroschüre für Ihren Alltag mit Demenzerkrankung

Sebastian Voigt-Radloff
Andrea Rühlemann
Michael Hüll

Das Gesundheitsforum

Schulz-Kirchner Verlag

Inhalt

Sicherlich haben Sie sich als Betroffene und Angehörige schon über die Erkrankung informiert. Aus Sicht der Ergotherapie möchten wir drei wichtige Aspekte hervorheben.

1. Wie es Ihnen mit dieser Erkrankung geht, hängt von vielen Faktoren ab und ist von Mensch zu Mensch sehr verschieden.

2. Sie können viel für Ihr Wohlbefinden tun und selbst einiges dazu beitragen, viele Jahre ein hohes Maß an Lebensqualität zu erhalten.

3. Das Leben bietet viele schöne Momente – auch mit einer Demenzerkrankung. Entspannen und genießen Sie, sooft sich die Gelegenheit bietet. Das kann viel zu Ihrem Wohlbefinden beitragen.

Mit dieser Broschüre möchten wir Ihnen einen Ratgeber an die Hand geben, in dem Sie nützliche Tipps finden, wie Sie trotz Demenz möglichst lange aktiv und zufrieden leben können.

Wir wählen die weibliche Anrede, weil die meisten Demenzerkrankten, Angehörigen und Beraterinnen Frauen sind. Es sind aber jeweils weibliche als auch männliche Personen angesprochen.

Tipps für Betroffene

I. Bleiben Sie aktiv!

Alles, was Sie täglich selbst tun, trägt zum Erhalt Ihrer Fähigkeiten bei. Es sind die vielen kleinen Verrichtungen des Alltags, die lieb gewonnenen Gewohnheiten, die das Gehirn am besten trainieren. Auch wenn alles etwas länger dauert – tun Sie so viel wie möglich selbst!

Gehen Sie täglich an die frische Luft. Neben Spaziergängen, am besten in Begleitung, hält Sie auch Seniorengymnastik beweglich. Tun Sie, was Sie schon immer getan haben. Gewohnte Tätigkeiten in Haus und Garten helfen Ihnen dabei, noch lange aktiv zu bleiben.

II. Pflegen Sie Kontakte!

Wenn ein Zusammensein im großen Kreis zu anstrengend sein sollte, treffen Sie sich mit lieben Freunden und Bekannten im kleinen Rahmen. Ein Gespräch, ein regelmäßiges gemeinsames Kaffeetrinken, wöchentliche Spielrunden oder Spaziergänge mit alten und neuen Freunden sind eine wirksame „Medizin"!

Treffen Sie sich in kleinen Gruppen oder einzeln mit guten Freunden. Millionen Menschen erkranken an Demenz. Ihre Erkrankung ist also nichts, wofür Sie sich verstecken müssten. Je offener Sie damit umgehen, desto mehr werden Sie überrascht sein, wie viel Verständnis und Unterstützung Sie erfahren werden.

Tipps für Angehörige

I. **Unterstützen Sie die Betroffene, aber nehmen Sie ihr nichts aus der Hand.**
Der lange Erhalt der Selbstständigkeit in Alltagsaktivitäten ist für das Wohlbefinden der Erkrankten von wesentlicher Bedeutung.

II. **Nehmen Sie sich Zeit für sich selbst.**
In der Regel ist es eine Person, die hauptsächlich für Pflege und Betreuung, den Haushalt und die Organisation des Alltags verantwortlich ist. Doch eine Person allein ist damit sehr häufig überlastet. Sie sollten deshalb versuchen, die Aufgaben auf mehreren Schultern zu verteilen. Dafür kommen infrage:

- der private Umkreis der Betroffenen,
- professionelle Unterstützung, z.B. Beratungsstellen, ambulante Pflegedienste, Tagespflegeeinrichtungen,
- ehrenamtliche Dienste, z.B. ehrenamtliche Helferinnen, die stundenweise ins Haus kommen, oder die Betreuung in Betreuungsgruppen.

III. **Pflegen Sie Kontakte und holen Sie sich Unterstützung.**
Suchen Sie sich Menschen, mit denen Sie offen sprechen können und die Sie unterstützen können. Es können auch Selbsthilfegruppen oder Veranstaltungen verschiedener Einrichtungen sein, wo Sie Gleichgesinnte treffen und sich austauschen können.

Einige hilfreiche Adressen finden Sie auf der letzten Seite.

Was wirkt sich positiv aus im Umgang mit der Erkrankung?

- **Für Sicherheit, Geborgenheit, Zuwendung sorgen.**
  So kann der Angst und Unsicherheit entgegengewirkt werden, unter der viele Demenzerkrankte leiden.

- **Vorhandene Fähigkeiten erhalten.**
  Unterstützen Sie die Betroffene, aber nehmen Sie ihr nichts aus der Hand. Es kommt nicht so sehr auf das Ergebnis an, sondern auf das Tun und die Freude an der Aktivität.

- **Stellen Sie sich auf wechselnde Fähigkeiten und sich verändernde Verhaltensweisen ein.**
  Manches kann die Betroffene noch selbst, anderes fällt ihr schwerer. Für uns Außenstehende ist es manchmal schwierig nachzuvollziehen, warum das eine klappt, etwas Vergleichbares aber nicht. Je besser Sie sich in die Erlebenswelt der Erkrankten hineinversetzen können, desto entspannter werden Sie den gemeinsamen Alltag meistern.

- **Holen Sie sich emotionale und psychische Unterstützung.**
  Zu der Belastung durch Betreuung und Pflege kommen oft Spannungen in der Familie. Kinder müssen Elternfunktion übernehmen, Ehe- und Lebenspartner übernehmen Rollen, die zuvor der andere Partner innehatte. Aber auch krankheitsbedingte Verhaltensänderungen können sehr belastend sein. Durch Gespräche mit geschulten Beraterinnen erfahren Sie Hilfe und Entlastung.

Was Sie vermeiden sollten

- Schimpfen, Kritik und Vorhaltungen sind sinnlos und verderben die Stimmung, auch wenn es verständlich ist, dass Angehörigen manchmal der „Geduldsfaden“ reißt.

- Leistungsbezogenes Gedächtnistraining und Üben haben keinen Sinn. Die an Demenz Erkrankten spüren ihre Defizite, denn sie können nur sehr schwer noch etwas Neues lernen.

- Unruhige Atmosphäre, Reizüberflutung und unübersichtliche Situationen sowie Zeit- und Leistungsdruck verwirren die Kranken zusätzlich.

- Fragen, die der Kranke wahrscheinlich nicht beantworten kann (z.B. warum er sich so verhält, wohin er etwas gelegt hat, ...), bringen zusätzlichen Stress und verringern das Selbstwertgefühl.

Schwieriges Verhalten – Tipps für Angehörige

Im Folgenden gehen wir kurz auf Verhaltensweisen ein, die im Rahmen einer Demenzerkrankung auftreten können und von Angehörigen oft als sehr belastend empfunden werden. Es ist allzu verständlich, dass Aggression, Anschuldigungen oder nächtliche Unruhe Sie an die Grenze Ihrer Belastbarkeit bringen können.

Scheuen Sie sich nicht, Hilfe in Anspruch zu nehmen. Sprechen Sie mit geschulten Mitarbeiterinnen von Beratungsstellen und mit Ihrem Arzt.

1. **Depressive Verstimmung**
   Die Demenzkranke ist traurig und hat zu nichts Lust. Sie gibt gewohnte Tätigkeiten auf und verliert das Interesse an Besuchen bei Verwandten und Bekannten.

   - **Mögliche Ursachen für dieses Verhalten**
     Die depressive Verstimmung kann eine Reaktion auf zunehmende Gedächtnisstörung sein. Oft erleben die Betroffenen ihren Alltag als eine Reihe von Misserfolgen. Sie spüren, dass ihnen alles abgenommen und nichts mehr zugetraut wird.

   - **Was Sie tun können**
     Aktivitäten sollten auf die Fähigkeiten der Betroffenen zugeschnitten sein, sie also weder unter- noch überfordern. Sprechen Sie in ihrer Anwesenheit mit und nicht über die Erkrankte. Ziehen Sie einen Facharzt zurate. Gerade bei depressiven Verstimmungen kann eine medikamentöse Therapie zu deutlichen Verbesserungen führen.

2. **„Du hast mein Geld gestohlen!“**
Manchmal können die Betroffenen ihre Angehörigen und die Pflegenden beschuldigen: „Du hast mein Geld gestohlen“. „Ihr wollt mich mit den Medikamenten vergiften“. „Nachts waren Fremde in der Wohnung und haben meine Papiere gestohlen“. „Meine Tochter gibt mir nichts zu essen. Sie will nur mein Geld“.

- **Mögliche Ursachen für dieses Verhalten**
Niemand gibt gerne zu, etwas nicht mehr zu können. So versuchen Demenzkranke oft, plausible Erklärungen dafür zu finden, dass sie die Dinge nicht mehr finden. Oder sie haben vergessen, dass sie schon gegessen haben, und sind daher der Überzeugung, keine Mahlzeit erhalten zu haben.

- **Was Sie tun können**
Sie sollten die Beschuldigungen ernst nehmen, aber daran denken, dass es sich um eine Erscheinung der Krankheit handelt. Suchen Sie z.B. gemeinsam die verlegten Gegenstände. Keinen Sinn hat es, gekränkt zu reagieren und der Erkrankten beweisen zu wollen, dass sie Unrecht hat.

3. **Wenn die Nacht zum Tag wird**
Nachts ist die Erkrankte aktiv, dafür döst sie tagsüber immer wieder ein.

- **Mögliche Ursachen für dieses Verhalten**
Im Laufe der Erkrankung tritt häufig eine Veränderung bzw. Umkehr des Tag-Nacht-Rhythmus auf. Viele Kranke sind tagsüber unterfordert und dösen ein, nachts haben sie dann nur einen leichten Schlaf. Auch können eine ungeeignete Medikamenteneinnahme oder Durchblutungsstörungen des Gehirns zu nächtlichem Delir (akute Verwirrtheit) führen.

- **Was Sie tun können**
  Es kann hilfreich sein, eine angepasste Beschäftigung und körperliche Anstrengung am Tag zu fördern. Bei nächtlichen Verwirrtheitszuständen ist es sinnvoll, mit Ihrem Arzt über eine geeignete Medikation zu sprechen.

4. Aggressives Verhalten

Bei ganz normalen Alltagsverrichtungen wie der Pflege oder dem Ankleiden, aber auch Fremden gegenüber können die Betroffenen plötzlich sehr abwehrend sein. Beschimpfungen, aber auch Handgreiflichkeiten können das gemeinsame Leben sehr belasten.

- **Mögliche Ursachen für dieses Verhalten**
  Häufig ist Angst ein Grund für aggressives Verhalten. Die Erkrankte kann Angst haben, weil sie die Situationen nicht mehr einordnen kann oder die Angehörigen nicht mehr erkennt und sich bedrängt fühlt. Auch können Reizüberflutung und unangenehme Reize wie z.B. laute Geräusche die Erkrankte überfordern. Manchmal ist es auch die Frustration über die eigenen Defizite, die zu Aggression führt.

- **Was Sie tun können**
  Versuchen Sie die Ursache für das Verhalten herauszufinden. Achten Sie auf Ihre eigene Sicherheit und verlassen Sie notfalls kurz den Raum, bis die Situation wieder entspannt ist. Oft geht es in ruhiger Atmosphäre einfacher.

Adressen in Ihrer Region

■ **überreicht von**

WHEDA-Broschüre

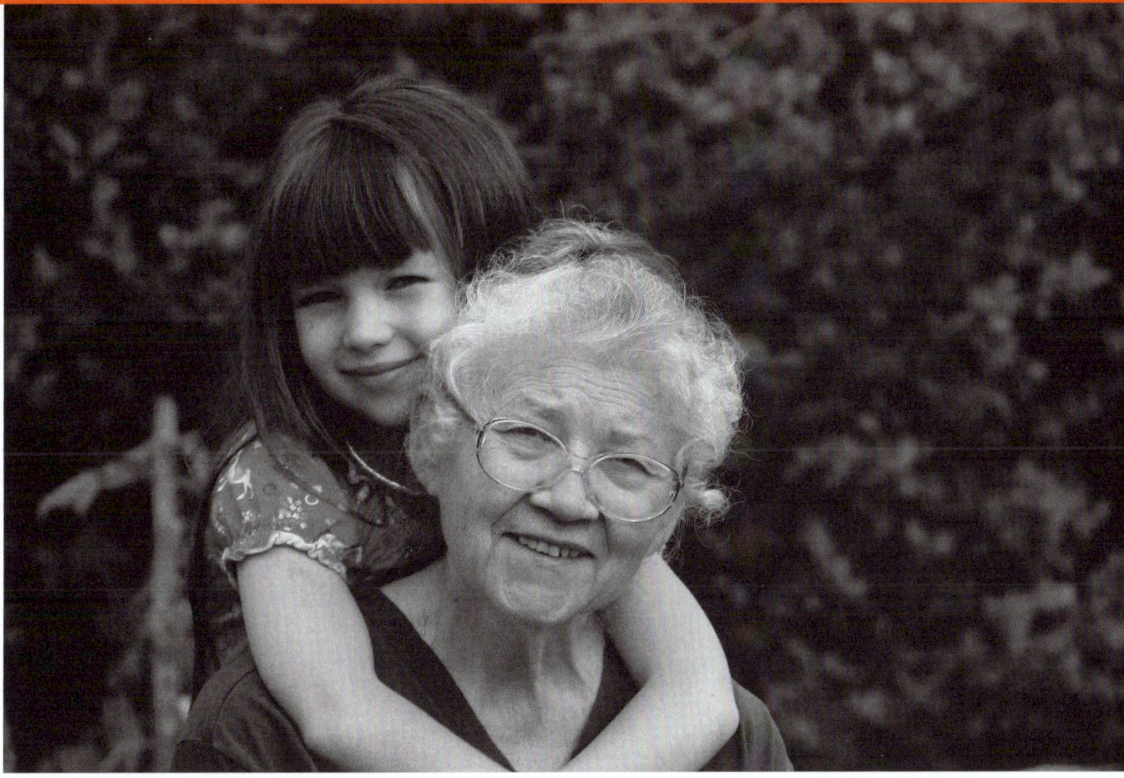

Foto: © Marzanna Syncerz - Fotolia.com

Was Sie tun können

Eine ergotherapeutische Beratungsbroschüre für Ihren Alltag mit Demenzerkrankung

Sebastian Voigt-Radloff
Andrea Rühlemann
Michael Hüll

Das Gesundheitsforum

Schulz-Kirchner Verlag

Inhalt

Sicherlich haben Sie sich als Betroffene und Angehörige schon über die Erkrankung informiert. Aus Sicht der Ergotherapie möchten wir drei wichtige Aspekte hervorheben.

1. Wie es Ihnen mit dieser Erkrankung geht, hängt von vielen Faktoren ab und ist von Mensch zu Mensch sehr verschieden.

2. Sie können viel für Ihr Wohlbefinden tun und selbst einiges dazu beitragen, viele Jahre ein hohes Maß an Lebensqualität zu erhalten.

3. Das Leben bietet viele schöne Momente – auch mit einer Demenzerkrankung. Entspannen und genießen Sie, sooft sich die Gelegenheit bietet. Das kann viel zu Ihrem Wohlbefinden beitragen.

Mit dieser Broschüre möchten wir Ihnen einen Ratgeber an die Hand geben, in dem Sie nützliche Tipps finden, wie Sie trotz Demenz möglichst lange aktiv und zufrieden leben können.

Wir wählen die weibliche Anrede, weil die meisten Demenzerkrankten, Angehörigen und Beraterinnen Frauen sind. Es sind aber jeweils weibliche als auch männliche Personen angesprochen.

Tipps für Betroffene

I. Bleiben Sie aktiv!

Alles, was Sie täglich selbst tun, trägt zum Erhalt Ihrer Fähigkeiten bei. Es sind die vielen kleinen Verrichtungen des Alltags, die lieb gewonnenen Gewohnheiten, die das Gehirn am besten trainieren. Auch wenn alles etwas länger dauert – tun Sie so viel wie möglich selbst!

Gehen Sie täglich an die frische Luft. Neben Spaziergängen, am besten in Begleitung, hält Sie auch Seniorengymnastik beweglich. Tun Sie, was Sie schon immer getan haben. Gewohnte Tätigkeiten in Haus und Garten helfen Ihnen dabei, noch lange aktiv zu bleiben.

II. Pflegen Sie Kontakte!

Wenn ein Zusammensein im großen Kreis zu anstrengend sein sollte, treffen Sie sich mit lieben Freunden und Bekannten im kleinen Rahmen. Ein Gespräch, ein regelmäßiges gemeinsames Kaffeetrinken, wöchentliche Spielrunden oder Spaziergänge mit alten und neuen Freunden sind eine wirksame „Medizin"!

Treffen Sie sich in kleinen Gruppen oder einzeln mit guten Freunden. Millionen Menschen erkranken an Demenz. Ihre Erkrankung ist also nichts, wofür Sie sich verstecken müssten. Je offener Sie damit umgehen, desto mehr werden Sie überrascht sein, wie viel Verständnis und Unterstützung Sie erfahren werden.

Tipps für Angehörige

I. **Unterstützen Sie die Betroffene, aber nehmen Sie ihr nichts aus der Hand.**
Der lange Erhalt der Selbstständigkeit in Alltagsaktivitäten ist für das Wohlbefinden der Erkrankten von wesentlicher Bedeutung.

II. **Nehmen Sie sich Zeit für sich selbst.**
In der Regel ist es eine Person, die hauptsächlich für Pflege und Betreuung, den Haushalt und die Organisation des Alltags verantwortlich ist. Doch eine Person allein ist damit sehr häufig überlastet. Sie sollten deshalb versuchen, die Aufgaben auf mehreren Schultern zu verteilen. Dafür kommen infrage:

- der private Umkreis der Betroffenen,
- professionelle Unterstützung, z.B. Beratungsstellen, ambulante Pflegedienste, Tagespflegeeinrichtungen,
- ehrenamtliche Dienste, z.B. ehrenamtliche Helferinnen, die stundenweise ins Haus kommen, oder die Betreuung in Betreuungsgruppen.

III. **Pflegen Sie Kontakte und holen Sie sich Unterstützung.**
Suchen Sie sich Menschen, mit denen Sie offen sprechen können und die Sie unterstützen können. Es können auch Selbsthilfegruppen oder Veranstaltungen verschiedener Einrichtungen sein, wo Sie Gleichgesinnte treffen und sich austauschen können.

Einige hilfreiche Adressen finden Sie auf der letzten Seite.

Was wirkt sich positiv aus im Umgang mit der Erkrankung?

- **Für Sicherheit, Geborgenheit, Zuwendung sorgen.**
  So kann der Angst und Unsicherheit entgegengewirkt werden, unter der viele Demenzerkrankte leiden.

- **Vorhandene Fähigkeiten erhalten.**
  Unterstützen Sie die Betroffene, aber nehmen Sie ihr nichts aus der Hand. Es kommt nicht so sehr auf das Ergebnis an, sondern auf das Tun und die Freude an der Aktivität.

- **Stellen Sie sich auf wechselnde Fähigkeiten und sich verändernde Verhaltensweisen ein.**
  Manches kann die Betroffene noch selbst, anderes fällt ihr schwerer. Für uns Außenstehende ist es manchmal schwierig nachzuvollziehen, warum das eine klappt, etwas Vergleichbares aber nicht. Je besser Sie sich in die Erlebenswelt der Erkrankten hineinversetzen können, desto entspannter werden Sie den gemeinsamen Alltag meistern.

- **Holen Sie sich emotionale und psychische Unterstützung.**
  Zu der Belastung durch Betreuung und Pflege kommen oft Spannungen in der Familie. Kinder müssen Elternfunktion übernehmen, Ehe- und Lebenspartner übernehmen Rollen, die zuvor der andere Partner innehatte. Aber auch krankheitsbedingte Verhaltensänderungen können sehr belastend sein. Durch Gespräche mit geschulten Beraterinnen erfahren Sie Hilfe und Entlastung.

Was Sie vermeiden sollten

- Schimpfen, Kritik und Vorhaltungen sind sinnlos und verderben die Stimmung, auch wenn es verständlich ist, dass Angehörigen manchmal der „Geduldsfaden" reißt.

- Leistungsbezogenes Gedächtnistraining und Üben haben keinen Sinn. Die an Demenz Erkrankten spüren ihre Defizite, denn sie können nur sehr schwer noch etwas Neues lernen.

- Unruhige Atmosphäre, Reizüberflutung und unübersichtliche Situationen sowie Zeit- und Leistungsdruck verwirren die Kranken zusätzlich.

- Fragen, die der Kranke wahrscheinlich nicht beantworten kann (z.B. warum er sich so verhält, wohin er etwas gelegt hat, ...), bringen zusätzlichen Stress und verringern das Selbstwertgefühl.

Schwieriges Verhalten – Tipps für Angehörige

Im Folgenden gehen wir kurz auf Verhaltensweisen ein, die im Rahmen einer Demenzerkrankung auftreten können und von Angehörigen oft als sehr belastend empfunden werden. Es ist allzu verständlich, dass Aggression, Anschuldigungen oder nächtliche Unruhe Sie an die Grenze Ihrer Belastbarkeit bringen können.

Scheuen Sie sich nicht, Hilfe in Anspruch zu nehmen. Sprechen Sie mit geschulten Mitarbeiterinnen von Beratungsstellen und mit Ihrem Arzt.

1. **Depressive Verstimmung**
   Die Demenzkranke ist traurig und hat zu nichts Lust. Sie gibt gewohnte Tätigkeiten auf und verliert das Interesse an Besuchen bei Verwandten und Bekannten.

   - **Mögliche Ursachen für dieses Verhalten**
     Die depressive Verstimmung kann eine Reaktion auf zunehmende Gedächtnisstörung sein. Oft erleben die Betroffenen ihren Alltag als eine Reihe von Misserfolgen. Sie spüren, dass ihnen alles abgenommen und nichts mehr zugetraut wird.

   - **Was Sie tun können**
     Aktivitäten sollten auf die Fähigkeiten der Betroffenen zugeschnitten sein, sie also weder unter- noch überfordern. Sprechen Sie in ihrer Anwesenheit mit und nicht über die Erkrankte. Ziehen Sie einen Facharzt zurate. Gerade bei depressiven Verstimmungen kann eine medikamentöse Therapie zu deutlichen Verbesserungen führen.

2. **„Du hast mein Geld gestohlen!"**
Manchmal können die Betroffenen ihre Angehörigen und die Pflegenden beschuldigen: „Du hast mein Geld gestohlen". „Ihr wollt mich mit den Medikamenten vergiften". „Nachts waren Fremde in der Wohnung und haben meine Papiere gestohlen". „Meine Tochter gibt mir nichts zu essen. Sie will nur mein Geld".

- **Mögliche Ursachen für dieses Verhalten**
  Niemand gibt gerne zu, etwas nicht mehr zu können. So versuchen Demenzkranke oft, plausible Erklärungen dafür zu finden, dass sie die Dinge nicht mehr finden. Oder sie haben vergessen, dass sie schon gegessen haben, und sind daher der Überzeugung, keine Mahlzeit erhalten zu haben.

- **Was Sie tun können**
  Sie sollten die Beschuldigungen ernst nehmen, aber daran denken, dass es sich um eine Erscheinung der Krankheit handelt. Suchen Sie z.B. gemeinsam die verlegten Gegenstände. Keinen Sinn hat es, gekränkt zu reagieren und der Erkrankten beweisen zu wollen, dass sie Unrecht hat.

3. **Wenn die Nacht zum Tag wird**
Nachts ist die Erkrankte aktiv, dafür döst sie tagsüber immer wieder ein.

- **Mögliche Ursachen für dieses Verhalten**
  Im Laufe der Erkrankung tritt häufig eine Veränderung bzw. Umkehr des Tag-Nacht-Rhythmus auf. Viele Kranke sind tagsüber unterfordert und dösen ein, nachts haben sie dann nur einen leichten Schlaf. Auch können eine ungeeignete Medikamenteneinnahme oder Durchblutungsstörungen des Gehirns zu nächtlichem Delir (akute Verwirrtheit) führen.

- **Was Sie tun können**
  Es kann hilfreich sein, eine angepasste Beschäftigung und körperliche Anstrengung am Tag zu fördern. Bei nächtlichen Verwirrtheitszuständen ist es sinnvoll, mit Ihrem Arzt über eine geeignete Medikation zu sprechen.

4. Aggressives Verhalten

Bei ganz normalen Alltagsverrichtungen wie der Pflege oder dem Ankleiden, aber auch Fremden gegenüber können die Betroffenen plötzlich sehr abwehrend sein. Beschimpfungen, aber auch Handgreiflichkeiten können das gemeinsame Leben sehr belasten.

- **Mögliche Ursachen für dieses Verhalten**
  Häufig ist Angst ein Grund für aggressives Verhalten. Die Erkrankte kann Angst haben, weil sie die Situationen nicht mehr einordnen kann oder die Angehörigen nicht mehr erkennt und sich bedrängt fühlt. Auch können Reizüberflutung und unangenehme Reize wie z.B. laute Geräusche die Erkrankte überfordern. Manchmal ist es auch die Frustration über die eigenen Defizite, die zu Aggression führt.

- **Was Sie tun können**
  Versuchen Sie die Ursache für das Verhalten herauszufinden. Achten Sie auf Ihre eigene Sicherheit und verlassen Sie notfalls kurz den Raum, bis die Situation wieder entspannt ist. Oft geht es in ruhiger Atmosphäre einfacher.

Adressen in Ihrer Region

- **überreicht von**

WHEDA-Broschüre

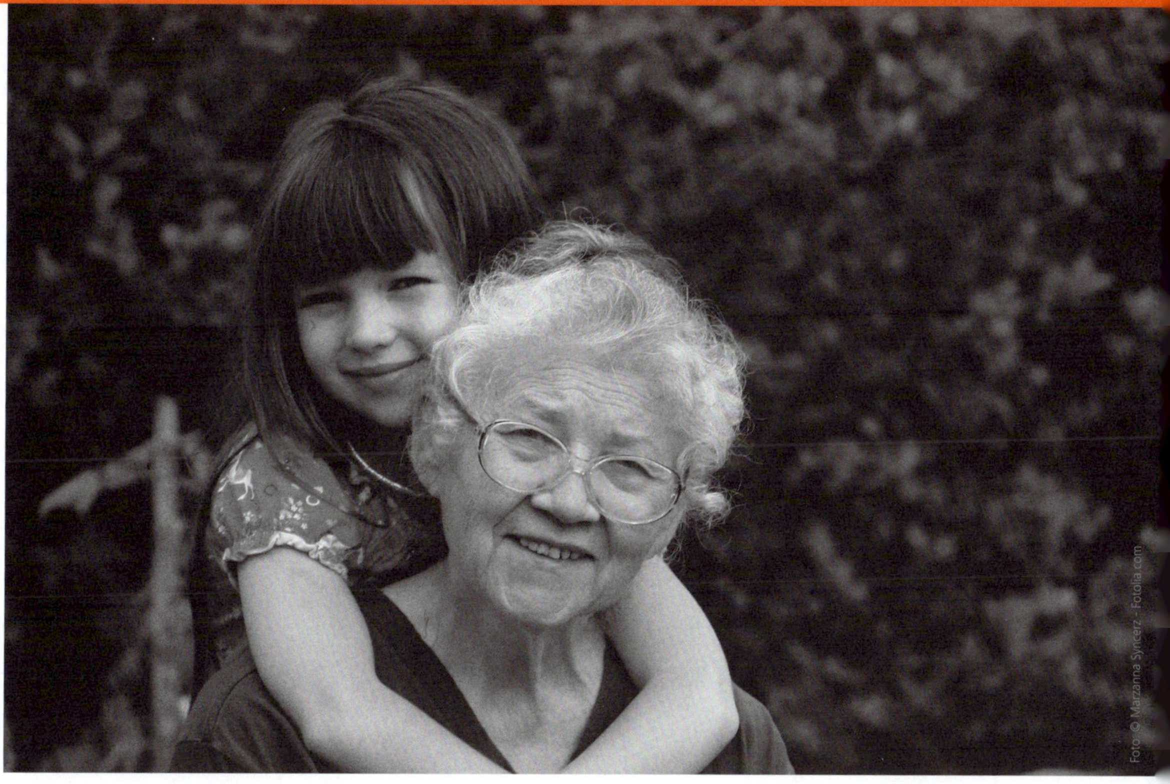

Was Sie tun können

Eine ergotherapeutische Beratungsbroschüre für Ihren Alltag mit Demenzerkrankung

Sebastian Voigt-Radloff
Andrea Rühlemann
Michael Hüll

Das Gesundheitsforum

Schulz-Kirchner Verlag

Inhalt

Sicherlich haben Sie sich als Betroffene und Angehörige schon über die Erkrankung informiert. Aus Sicht der Ergotherapie möchten wir drei wichtige Aspekte hervorheben.

1. Wie es Ihnen mit dieser Erkrankung geht, hängt von vielen Faktoren ab und ist von Mensch zu Mensch sehr verschieden.

2. Sie können viel für Ihr Wohlbefinden tun und selbst einiges dazu beitragen, viele Jahre ein hohes Maß an Lebensqualität zu erhalten.

3. Das Leben bietet viele schöne Momente – auch mit einer Demenzerkrankung. Entspannen und genießen Sie, sooft sich die Gelegenheit bietet. Das kann viel zu Ihrem Wohlbefinden beitragen.

Mit dieser Broschüre möchten wir Ihnen einen Ratgeber an die Hand geben, in dem Sie nützliche Tipps finden, wie Sie trotz Demenz möglichst lange aktiv und zufrieden leben können.

Wir wählen die weibliche Anrede, weil die meisten Demenzerkrankten, Angehörigen und Beraterinnen Frauen sind. Es sind aber jeweils weibliche als auch männliche Personen angesprochen.

Tipps für Betroffene

I. Bleiben Sie aktiv!

Alles, was Sie täglich selbst tun, trägt zum Erhalt Ihrer Fähigkeiten bei. Es sind die vielen kleinen Verrichtungen des Alltags, die lieb gewonnenen Gewohnheiten, die das Gehirn am besten trainieren. Auch wenn alles etwas länger dauert – tun Sie so viel wie möglich selbst!

Gehen Sie täglich an die frische Luft. Neben Spaziergängen, am besten in Begleitung, hält Sie auch Seniorengymnastik beweglich. Tun Sie, was Sie schon immer getan haben. Gewohnte Tätigkeiten in Haus und Garten helfen Ihnen dabei, noch lange aktiv zu bleiben.

II. Pflegen Sie Kontakte!

Wenn ein Zusammensein im großen Kreis zu anstrengend sein sollte, treffen Sie sich mit lieben Freunden und Bekannten im kleinen Rahmen. Ein Gespräch, ein regelmäßiges gemeinsames Kaffeetrinken, wöchentliche Spielrunden oder Spaziergänge mit alten und neuen Freunden sind eine wirksame „Medizin"!

Treffen Sie sich in kleinen Gruppen oder einzeln mit guten Freunden. Millionen Menschen erkranken an Demenz. Ihre Erkrankung ist also nichts, wofür Sie sich verstecken müssten. Je offener Sie damit umgehen, desto mehr werden Sie überrascht sein, wie viel Verständnis und Unterstützung Sie erfahren werden.

Tipps für Angehörige

I. Unterstützen Sie die Betroffene, aber nehmen Sie ihr nichts aus der Hand.
Der lange Erhalt der Selbstständigkeit in Alltagsaktivitäten ist für das Wohlbefinden der Erkrankten von wesentlicher Bedeutung.

II. Nehmen Sie sich Zeit für sich selbst.
In der Regel ist es eine Person, die hauptsächlich für Pflege und Betreuung, den Haushalt und die Organisation des Alltags verantwortlich ist. Doch eine Person allein ist damit sehr häufig überlastet. Sie sollten deshalb versuchen, die Aufgaben auf mehreren Schultern zu verteilen. Dafür kommen infrage:

- der private Umkreis der Betroffenen,
- professionelle Unterstützung, z.B. Beratungsstellen, ambulante Pflegedienste, Tagespflegeeinrichtungen,
- ehrenamtliche Dienste, z.B. ehrenamtliche Helferinnen, die stundenweise ins Haus kommen, oder die Betreuung in Betreuungsgruppen.

III. Pflegen Sie Kontakte und holen Sie sich Unterstützung.
Suchen Sie sich Menschen, mit denen Sie offen sprechen können und die Sie unterstützen können. Es können auch Selbsthilfegruppen oder Veranstaltungen verschiedener Einrichtungen sein, wo Sie Gleichgesinnte treffen und sich austauschen können.

Einige hilfreiche Adressen finden Sie auf der letzten Seite.

Was wirkt sich positiv aus im Umgang mit der Erkrankung?

- **Für Sicherheit, Geborgenheit, Zuwendung sorgen.**
  So kann der Angst und Unsicherheit entgegengewirkt werden, unter der viele Demenzerkrankte leiden.

- **Vorhandene Fähigkeiten erhalten.**
  Unterstützen Sie die Betroffene, aber nehmen Sie ihr nichts aus der Hand. Es kommt nicht so sehr auf das Ergebnis an, sondern auf das Tun und die Freude an der Aktivität.

- **Stellen Sie sich auf wechselnde Fähigkeiten und sich verändernde Verhaltensweisen ein.**
  Manches kann die Betroffene noch selbst, anderes fällt ihr schwerer. Für uns Außenstehende ist es manchmal schwierig nachzuvollziehen, warum das eine klappt, etwas Vergleichbares aber nicht. Je besser Sie sich in die Erlebenswelt der Erkrankten hineinversetzen können, desto entspannter werden Sie den gemeinsamen Alltag meistern.

- **Holen Sie sich emotionale und psychische Unterstützung.**
  Zu der Belastung durch Betreuung und Pflege kommen oft Spannungen in der Familie. Kinder müssen Elternfunktion übernehmen, Ehe- und Lebenspartner übernehmen Rollen, die zuvor der andere Partner innehatte. Aber auch krankheitsbedingte Verhaltensänderungen können sehr belastend sein. Durch Gespräche mit geschulten Beraterinnen erfahren Sie Hilfe und Entlastung.

Was Sie vermeiden sollten

- Schimpfen, Kritik und Vorhaltungen sind sinnlos und verderben die Stimmung, auch wenn es verständlich ist, dass Angehörigen manchmal der „Geduldsfaden" reißt.

- Leistungsbezogenes Gedächtnistraining und Üben haben keinen Sinn. Die an Demenz Erkrankten spüren ihre Defizite, denn sie können nur sehr schwer noch etwas Neues lernen.

- Unruhige Atmosphäre, Reizüberflutung und unübersichtliche Situationen sowie Zeit- und Leistungsdruck verwirren die Kranken zusätzlich.

- Fragen, die der Kranke wahrscheinlich nicht beantworten kann (z.B. warum er sich so verhält, wohin er etwas gelegt hat, ...), bringen zusätzlichen Stress und verringern das Selbstwertgefühl.

Schwieriges Verhalten – Tipps für Angehörige

Im Folgenden gehen wir kurz auf Verhaltensweisen ein, die im Rahmen einer Demenzerkrankung auftreten können und von Angehörigen oft als sehr belastend empfunden werden. Es ist allzu verständlich, dass Aggression, Anschuldigungen oder nächtliche Unruhe Sie an die Grenze Ihrer Belastbarkeit bringen können.

Scheuen Sie sich nicht, Hilfe in Anspruch zu nehmen. Sprechen Sie mit geschulten Mitarbeiterinnen von Beratungsstellen und mit Ihrem Arzt.

1. **Depressive Verstimmung**
   Die Demenzkranke ist traurig und hat zu nichts Lust. Sie gibt gewohnte Tätigkeiten auf und verliert das Interesse an Besuchen bei Verwandten und Bekannten.

   - **Mögliche Ursachen für dieses Verhalten**
     Die depressive Verstimmung kann eine Reaktion auf zunehmende Gedächtnisstörung sein. Oft erleben die Betroffenen ihren Alltag als eine Reihe von Misserfolgen. Sie spüren, dass ihnen alles abgenommen und nichts mehr zugetraut wird.

   - **Was Sie tun können**
     Aktivitäten sollten auf die Fähigkeiten der Betroffenen zugeschnitten sein, sie also weder unter- noch überfordern. Sprechen Sie in ihrer Anwesenheit mit und nicht über die Erkrankte. Ziehen Sie einen Facharzt zurate. Gerade bei depressiven Verstimmungen kann eine medikamentöse Therapie zu deutlichen Verbesserungen führen.

2. **„Du hast mein Geld gestohlen!"**
Manchmal können die Betroffenen ihre Angehörigen und die Pflegenden beschuldigen: „Du hast mein Geld gestohlen". „Ihr wollt mich mit den Medikamenten vergiften". „Nachts waren Fremde in der Wohnung und haben meine Papiere gestohlen". „Meine Tochter gibt mir nichts zu essen. Sie will nur mein Geld".

- **Mögliche Ursachen für dieses Verhalten**
  Niemand gibt gerne zu, etwas nicht mehr zu können. So versuchen Demenzkranke oft, plausible Erklärungen dafür zu finden, dass sie die Dinge nicht mehr finden. Oder sie haben vergessen, dass sie schon gegessen haben, und sind daher der Überzeugung, keine Mahlzeit erhalten zu haben.

- **Was Sie tun können**
  Sie sollten die Beschuldigungen ernst nehmen, aber daran denken, dass es sich um eine Erscheinung der Krankheit handelt. Suchen Sie z.B. gemeinsam die verlegten Gegenstände. Keinen Sinn hat es, gekränkt zu reagieren und der Erkrankten beweisen zu wollen, dass sie Unrecht hat.

3. **Wenn die Nacht zum Tag wird**
Nachts ist die Erkrankte aktiv, dafür döst sie tagsüber immer wieder ein.

- **Mögliche Ursachen für dieses Verhalten**
  Im Laufe der Erkrankung tritt häufig eine Veränderung bzw. Umkehr des Tag-Nacht-Rhythmus auf. Viele Kranke sind tagsüber unterfordert und dösen ein, nachts haben sie dann nur einen leichten Schlaf. Auch können eine ungeeignete Medikamenteneinnahme oder Durchblutungsstörungen des Gehirns zu nächtlichem Delir (akute Verwirrtheit) führen.

- **Was Sie tun können**
  Es kann hilfreich sein, eine angepasste Beschäftigung und körperliche Anstrengung am Tag zu fördern. Bei nächtlichen Verwirrtheitszuständen ist es sinnvoll, mit Ihrem Arzt über eine geeignete Medikation zu sprechen.

4. Aggressives Verhalten

Bei ganz normalen Alltagsverrichtungen wie der Pflege oder dem Ankleiden, aber auch Fremden gegenüber können die Betroffenen plötzlich sehr abwehrend sein. Beschimpfungen, aber auch Handgreiflichkeiten können das gemeinsame Leben sehr belasten.

- **Mögliche Ursachen für dieses Verhalten**
  Häufig ist Angst ein Grund für aggressives Verhalten. Die Erkrankte kann Angst haben, weil sie die Situationen nicht mehr einordnen kann oder die Angehörigen nicht mehr erkennt und sich bedrängt fühlt. Auch können Reizüberflutung und unangenehme Reize wie z.B. laute Geräusche die Erkrankte überfordern. Manchmal ist es auch die Frustration über die eigenen Defizite, die zu Aggression führt.

- **Was Sie tun können**
  Versuchen Sie die Ursache für das Verhalten herauszufinden. Achten Sie auf Ihre eigene Sicherheit und verlassen Sie notfalls kurz den Raum, bis die Situation wieder entspannt ist. Oft geht es in ruhiger Atmosphäre einfacher.

Adressen in Ihrer Region

- **überreicht von**

WHEDA-Broschüre

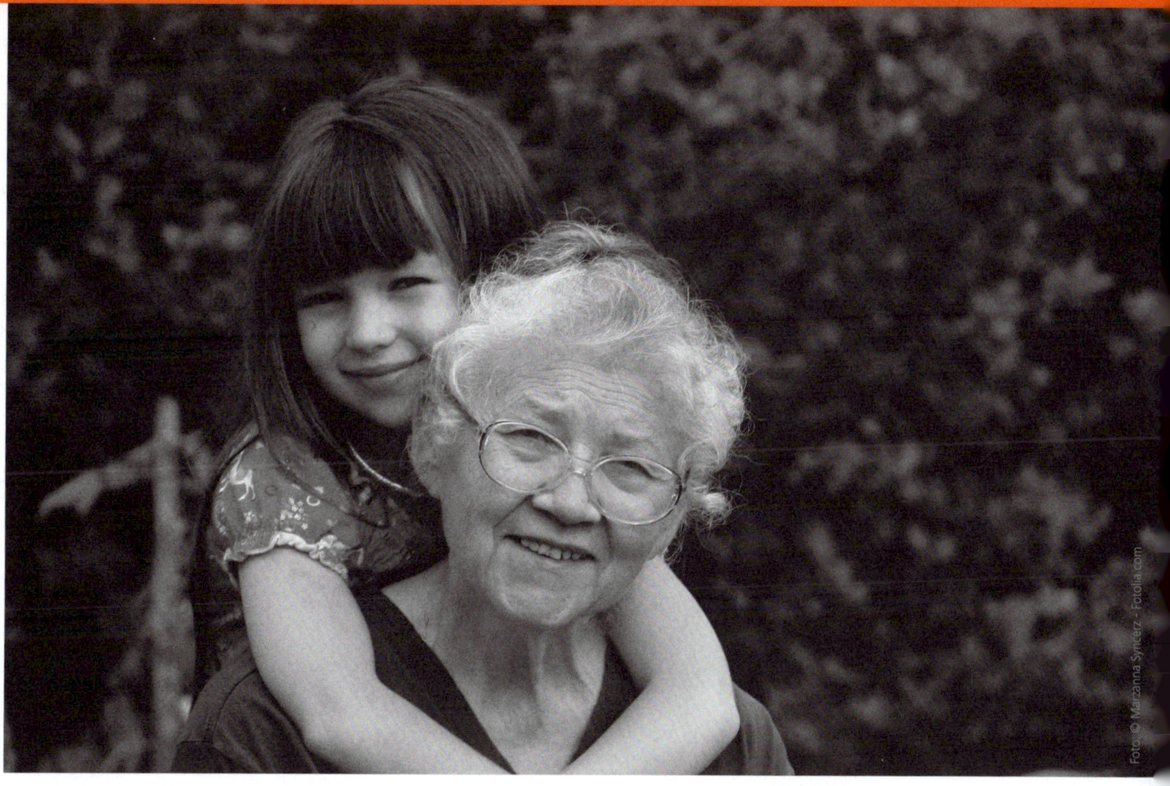

Foto: © Marzanna Syncerz - Fotolia.com

Was Sie tun können

Eine ergotherapeutische Beratungsbroschüre für Ihren Alltag mit Demenzerkrankung

Sebastian Voigt-Radloff
Andrea Rühlemann
Michael Hüll

Das Gesundheitsforum

Schulz-Kirchner Verlag

Inhalt

Sicherlich haben Sie sich als Betroffene und Angehörige schon über die Erkrankung informiert. Aus Sicht der Ergotherapie möchten wir drei wichtige Aspekte hervorheben.

1. Wie es Ihnen mit dieser Erkrankung geht, hängt von vielen Faktoren ab und ist von Mensch zu Mensch sehr verschieden.

2. Sie können viel für Ihr Wohlbefinden tun und selbst einiges dazu beitragen, viele Jahre ein hohes Maß an Lebensqualität zu erhalten.

3. Das Leben bietet viele schöne Momente – auch mit einer Demenzerkrankung. Entspannen und genießen Sie, sooft sich die Gelegenheit bietet. Das kann viel zu Ihrem Wohlbefinden beitragen.

Mit dieser Broschüre möchten wir Ihnen einen Ratgeber an die Hand geben, in dem Sie nützliche Tipps finden, wie Sie trotz Demenz möglichst lange aktiv und zufrieden leben können.

Wir wählen die weibliche Anrede, weil die meisten Demenzerkrankten, Angehörigen und Beraterinnen Frauen sind. Es sind aber jeweils weibliche als auch männliche Personen angesprochen.

Tipps für Betroffene

I. Bleiben Sie aktiv!

Alles, was Sie täglich selbst tun, trägt zum Erhalt Ihrer Fähigkeiten bei. Es sind die vielen kleinen Verrichtungen des Alltags, die lieb gewonnenen Gewohnheiten, die das Gehirn am besten trainieren. Auch wenn alles etwas länger dauert – tun Sie so viel wie möglich selbst!

Gehen Sie täglich an die frische Luft. Neben Spaziergängen, am besten in Begleitung, hält Sie auch Seniorengymnastik beweglich. Tun Sie, was Sie schon immer getan haben. Gewohnte Tätigkeiten in Haus und Garten helfen Ihnen dabei, noch lange aktiv zu bleiben.

II. Pflegen Sie Kontakte!

Wenn ein Zusammensein im großen Kreis zu anstrengend sein sollte, treffen Sie sich mit lieben Freunden und Bekannten im kleinen Rahmen. Ein Gespräch, ein regelmäßiges gemeinsames Kaffeetrinken, wöchentliche Spielrunden oder Spaziergänge mit alten und neuen Freunden sind eine wirksame „Medizin"!

Treffen Sie sich in kleinen Gruppen oder einzeln mit guten Freunden. Millionen Menschen erkranken an Demenz. Ihre Erkrankung ist also nichts, wofür Sie sich verstecken müssten. Je offener Sie damit umgehen, desto mehr werden Sie überrascht sein, wie viel Verständnis und Unterstützung Sie erfahren werden.

Tipps für Angehörige

I. **Unterstützen Sie die Betroffene, aber nehmen Sie ihr nichts aus der Hand.**
Der lange Erhalt der Selbstständigkeit in Alltagsaktivitäten ist für das Wohlbefinden der Erkrankten von wesentlicher Bedeutung.

II. **Nehmen Sie sich Zeit für sich selbst.**
In der Regel ist es eine Person, die hauptsächlich für Pflege und Betreuung, den Haushalt und die Organisation des Alltags verantwortlich ist. Doch eine Person allein ist damit sehr häufig überlastet. Sie sollten deshalb versuchen, die Aufgaben auf mehreren Schultern zu verteilen. Dafür kommen infrage:

- der private Umkreis der Betroffenen,
- professionelle Unterstützung, z.B. Beratungsstellen, ambulante Pflegedienste, Tagespflegeeinrichtungen,
- ehrenamtliche Dienste, z.B. ehrenamtliche Helferinnen, die stundenweise ins Haus kommen, oder die Betreuung in Betreuungsgruppen.

III. **Pflegen Sie Kontakte und holen Sie sich Unterstützung.**
Suchen Sie sich Menschen, mit denen Sie offen sprechen können und die Sie unterstützen können. Es können auch Selbsthilfegruppen oder Veranstaltungen verschiedener Einrichtungen sein, wo Sie Gleichgesinnte treffen und sich austauschen können.

Einige hilfreiche Adressen finden Sie auf der letzten Seite.

Was wirkt sich positiv aus im Umgang mit der Erkrankung?

- **Für Sicherheit, Geborgenheit, Zuwendung sorgen.**
  So kann der Angst und Unsicherheit entgegengewirkt werden, unter der viele Demenzerkrankte leiden.

- **Vorhandene Fähigkeiten erhalten.**
  Unterstützen Sie die Betroffene, aber nehmen Sie ihr nichts aus der Hand. Es kommt nicht so sehr auf das Ergebnis an, sondern auf das Tun und die Freude an der Aktivität.

- **Stellen Sie sich auf wechselnde Fähigkeiten und sich verändernde Verhaltensweisen ein.**
  Manches kann die Betroffene noch selbst, anderes fällt ihr schwerer. Für uns Außenstehende ist es manchmal schwierig nachzuvollziehen, warum das eine klappt, etwas Vergleichbares aber nicht. Je besser Sie sich in die Erlebenswelt der Erkrankten hineinversetzen können, desto entspannter werden Sie den gemeinsamen Alltag meistern.

- **Holen Sie sich emotionale und psychische Unterstützung.**
  Zu der Belastung durch Betreuung und Pflege kommen oft Spannungen in der Familie. Kinder müssen Elternfunktion übernehmen, Ehe- und Lebenspartner übernehmen Rollen, die zuvor der andere Partner innehatte. Aber auch krankheitsbedingte Verhaltensänderungen können sehr belastend sein. Durch Gespräche mit geschulten Beraterinnen erfahren Sie Hilfe und Entlastung.

Was Sie vermeiden sollten

- Schimpfen, Kritik und Vorhaltungen sind sinnlos und verderben die Stimmung, auch wenn es verständlich ist, dass Angehörigen manchmal der „Geduldsfaden" reißt.

- Leistungsbezogenes Gedächtnistraining und Üben haben keinen Sinn. Die an Demenz Erkrankten spüren ihre Defizite, denn sie können nur sehr schwer noch etwas Neues lernen.

- Unruhige Atmosphäre, Reizüberflutung und unübersichtliche Situationen sowie Zeit- und Leistungsdruck verwirren die Kranken zusätzlich.

- Fragen, die der Kranke wahrscheinlich nicht beantworten kann (z.B. warum er sich so verhält, wohin er etwas gelegt hat, ...), bringen zusätzlichen Stress und verringern das Selbstwertgefühl.

Schwieriges Verhalten – Tipps für Angehörige

Im Folgenden gehen wir kurz auf Verhaltensweisen ein, die im Rahmen einer Demenzerkrankung auftreten können und von Angehörigen oft als sehr belastend empfunden werden. Es ist allzu verständlich, dass Aggression, Anschuldigungen oder nächtliche Unruhe Sie an die Grenze Ihrer Belastbarkeit bringen können.

Scheuen Sie sich nicht, Hilfe in Anspruch zu nehmen. Sprechen Sie mit geschulten Mitarbeiterinnen von Beratungsstellen und mit Ihrem Arzt.

1. **Depressive Verstimmung**
   Die Demenzkranke ist traurig und hat zu nichts Lust. Sie gibt gewohnte Tätigkeiten auf und verliert das Interesse an Besuchen bei Verwandten und Bekannten.

   - **Mögliche Ursachen für dieses Verhalten**
     Die depressive Verstimmung kann eine Reaktion auf zunehmende Gedächtnisstörung sein. Oft erleben die Betroffenen ihren Alltag als eine Reihe von Misserfolgen. Sie spüren, dass ihnen alles abgenommen und nichts mehr zugetraut wird.

   - **Was Sie tun können**
     Aktivitäten sollten auf die Fähigkeiten der Betroffenen zugeschnitten sein, sie also weder unter- noch überfordern. Sprechen Sie in ihrer Anwesenheit mit und nicht über die Erkrankte. Ziehen Sie einen Facharzt zurate. Gerade bei depressiven Verstimmungen kann eine medikamentöse Therapie zu deutlichen Verbesserungen führen.

2. **„Du hast mein Geld gestohlen!"**
Manchmal können die Betroffenen ihre Angehörigen und die Pflegenden beschuldigen: „Du hast mein Geld gestohlen". „Ihr wollt mich mit den Medikamenten vergiften". „Nachts waren Fremde in der Wohnung und haben meine Papiere gestohlen". „Meine Tochter gibt mir nichts zu essen. Sie will nur mein Geld".

- **Mögliche Ursachen für dieses Verhalten**
  Niemand gibt gerne zu, etwas nicht mehr zu können. So versuchen Demenzkranke oft, plausible Erklärungen dafür zu finden, dass sie die Dinge nicht mehr finden. Oder sie haben vergessen, dass sie schon gegessen haben, und sind daher der Überzeugung, keine Mahlzeit erhalten zu haben.

- **Was Sie tun können**
  Sie sollten die Beschuldigungen ernst nehmen, aber daran denken, dass es sich um eine Erscheinung der Krankheit handelt. Suchen Sie z.B. gemeinsam die verlegten Gegenstände. Keinen Sinn hat es, gekränkt zu reagieren und der Erkrankten beweisen zu wollen, dass sie Unrecht hat.

3. **Wenn die Nacht zum Tag wird**
Nachts ist die Erkrankte aktiv, dafür döst sie tagsüber immer wieder ein.

- **Mögliche Ursachen für dieses Verhalten**
  Im Laufe der Erkrankung tritt häufig eine Veränderung bzw. Umkehr des Tag-Nacht-Rhythmus auf. Viele Kranke sind tagsüber unterfordert und dösen ein, nachts haben sie dann nur einen leichten Schlaf. Auch können eine ungeeignete Medikamenteneinnahme oder Durchblutungsstörungen des Gehirns zu nächtlichem Delir (akute Verwirrtheit) führen.

- **Was Sie tun können**
  Es kann hilfreich sein, eine angepasste Beschäftigung und körperliche Anstrengung am Tag zu fördern. Bei nächtlichen Verwirrtheitszuständen ist es sinnvoll, mit Ihrem Arzt über eine geeignete Medikation zu sprechen.

4. **Aggressives Verhalten**
   Bei ganz normalen Alltagsverrichtungen wie der Pflege oder dem Ankleiden, aber auch Fremden gegenüber können die Betroffenen plötzlich sehr abwehrend sein. Beschimpfungen, aber auch Handgreiflichkeiten können das gemeinsame Leben sehr belasten.

   - **Mögliche Ursachen für dieses Verhalten**
     Häufig ist Angst ein Grund für aggressives Verhalten. Die Erkrankte kann Angst haben, weil sie die Situationen nicht mehr einordnen kann oder die Angehörigen nicht mehr erkennt und sich bedrängt fühlt. Auch können Reizüberflutung und unangenehme Reize wie z.B. laute Geräusche die Erkrankte überfordern. Manchmal ist es auch die Frustration über die eigenen Defizite, die zu Aggression führt.

   - **Was Sie tun können**
     Versuchen Sie die Ursache für das Verhalten herauszufinden. Achten Sie auf Ihre eigene Sicherheit und verlassen Sie notfalls kurz den Raum, bis die Situation wieder entspannt ist. Oft geht es in ruhiger Atmosphäre einfacher.

Adressen in Ihrer Region

- **überreicht von**

Sebastian Voigt-Radloff / Andrea Rühlemann / Michael Hüll

Wirksame Häusliche Ergotherapie für Demenzerkrankte und Angehörige (WHEDA)

Spektrum Ergotherapie

Herausgeber
DEUTSCHER VERBAND DER
ERGOTHERAPEUTEN E.V.

Die Autorin und Autoren

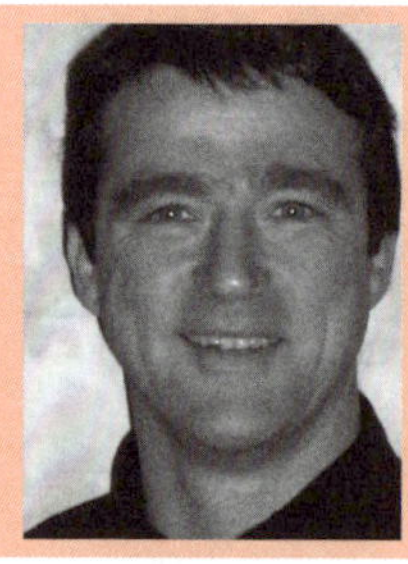

Dr. Sebastian Voigt-Radloff
ist Studienkoordinator im Zentrum für Geriatrie und Gerontologie Freiburg und wissenschaftlicher Mitarbeiter am Deutschen Cochrane Zentrum. Er arbeitet und forscht seit vielen Jahren im Bereich Ergotherapie bei Demenz. Nähere Informationen zu Projektentwicklungen und internationalen Publikationen finden sich unter http://www.uniklinik-freiburg.de/zggf/live/Portrait/UnserTeam/Voigt.html

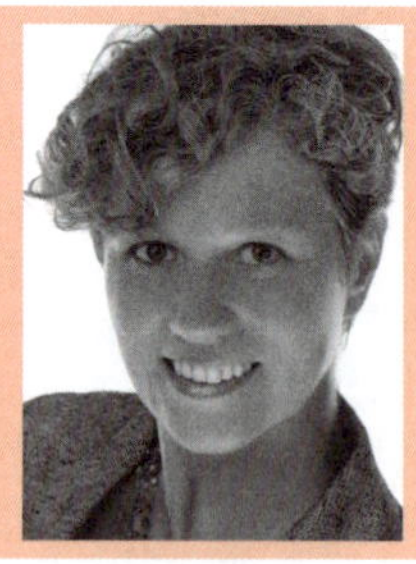

Andrea Rühlemann
ist Ergotherapeutin im Zentrum für Geriatrie und Gerontologie der Uniklinik Freiburg. Tätigkeitsschwerpunkt seit 2003 ist die Gerontopsychiatrie. Sie ist Geschäftsführerin von ProBasis, Gesellschaft für ambulante Betreuung psychisch kranker Menschen.

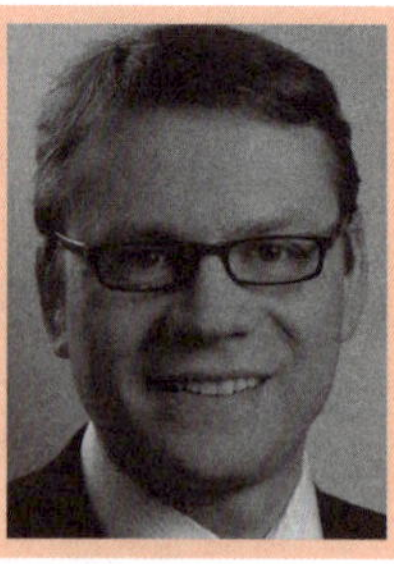

Prof. Dr. med. Michael Hüll
leitet das Zentrum für Geriatrie und Gerontologie des Universitätsklinikums Freiburg. Er beschäftigt sich wissenschaftlich mit Demenzerkrankungen auf der Ebene der Neurobiologie und Bildgebung. Als Arzt für Psychiatrie, Psychotherapie und Geriater gehören klinische Therapiestudien zu seinem Hauptaufgabengebiet. Nach einem Zusatzstudium zum Management im Gesundheitswesen leitet er auch Studien zur Versorgungsforschung bei Alterserkrankungen.

Sebastian Voigt-Radloff
Andrea Rühlemann
Michael Hüll

Wirksame **H**äusliche **E**rgotherapie für **D**emenzerkrankte und **A**ngehörige

Behandlungsmanual

Das Gesundheitsforum

Schulz-Kirchner Verlag

Bibliografische Information der Deutschen Nationalbibliothek
Die Deutsche Nationalbibliothek verzeichnet diese Publikation in der Deutschen Nationalbibliografie; detaillierte bibliografische Daten sind im Internet über http://dnb.d-nb.de abrufbar.

1. Auflage 2012
ISBN 978-3-8248-0991-2

Mollweg 2, D-65510 Idstein
Vertretungsberechtigter Geschäftsführer: Dr. Ullrich Schulz-Kirchner
Umschlagfoto: © absolut - Fotolia.com
Fachlektorat: Reinhild Ferber
Lektorat: Doris Zimmermann
Umschlagentwurf und Layout: Petra Jeck
Druck und Bindung:
Zimmermann Druck + Verlag GmbH, Widukindplatz 2, 58802 Balve
Printed in Germany

Inhaltsverzeichnis

Das WHEDA-Material besteht aus

- Behandlungsmanual
- Evaluationsbogen zur Nutzung als Kopiervorlage
- fünf WHEDA-Broschüren „Was Sie tun können" zum Verteilen

Sollten Sie weitere Broschüren benötigen, nutzen Sie bitte das nachfolgende Bestellformular oder wenden Sie sich direkt an den Verlag.

Nachbestellungsmöglicheit der WHEDA-Broschüre „Was Sie tun können"

Ich benötige weitere WHEDA-Broschüren „Was Sie tun können".
Bitte senden Sie mir daher *(Anzahl bitte einfügen)*

________Stck.	**10er-Pack(s) WHEDA-Broschüren „Was Sie tun können" à 8,99 EUR (Art-Nr. 2048)**

an die u.g. Adresse zu. Vielen Dank!

Name, Vorname ____________________

Institution/Praxis ____________________

Straße ____________________

PLZ/Ort ____________________

Telefon ____________________ Telefax ____________________

E-Mail ____________________

Datum/Unterschrift ____________________

Schulz-Kirchner Verlag GmbH, Postfach 1275, D-65502 Idstein
Tel. +49 (0) 6126 9320-0, Fax +49 (0) 6126 9320-50, bestellung@schulz-kirchner.de
www.schulz-kirchner.de

Bitte per Fax an +49 (0) 6126 9320-50 oder Kopie per Post an den Verlag.

WHEDA-Indikation

Einleitung

Familien mit Demenzerkrankten müssen vielschichtige Herausforderungen meistern. Ergotherapie kann bei der Bewältigung nicht aller, aber einiger Problemsituationen helfen.

Ergotherapie unterstützt demenzerkrankte Menschen darin, ihre Alltagshandlungen so selbstständig wie möglich auszuführen und ihren Alltag sinnvoll und befriedigend zu strukturieren. Das Ziel der Behandlung ist es, eine möglichst hohe Kompetenz, Autonomie und Lebenszufriedenheit bei der Durchführung von Alltagsaktivitäten zur körperlichen Selbstversorgung, eigenständigen Lebensführung und Freizeitgestaltung zu erreichen. Ergotherapeuten trainieren mit dem Patienten körperliche, geistige und psychosoziale Fähigkeiten, die für die Ausführung konkreter Alltagsaktivitäten notwendig sind. Ebenso sorgen sie – wo möglich – für die Vereinfachung der Aufgaben und für günstige Umfeldbedingungen durch Angehörigenberatung, Wohnraumanpassung oder Hilfsmittelversorgung.

Das Bundesministerium für Gesundheit förderte in den Jahren 2008 und 2009 im Rahmen des „Leuchtturmprojekts Demenz" 29 Studien zu nicht-medikamentösen Maßnahmen für Menschen mit Demenz[1]. Ein gefördertes Leuchtturmprojekt war die Evaluationsstudie zum WHEDA-Programm. Die Ergebnisse sind in englischsprachigen Fachzeitschriften mit freiem Volltextzugang publiziert[2,3]. Eine deutschsprachige Publikation ist in der wissenschaftlichen Fachzeitschrift ergoscience 3/2012 erschienen[4]. Die Evaluation zeigte, dass das WHEDA-Programm insbesondere geeignet ist für demenzerkrankte Menschen mit mindestens moderatem Hilfebedarf bei Alltagsaktivitäten und für mittelstark belastete Angehörige, die zur Mithilfe in der Therapie motiviert sind.

Vor der Behandlung ist gewissenhaft zu prüfen, ob häusliche Ergotherapie für den jeweiligen Patienten die beste Behandlungsoption darstellt oder ob ggf. andere Versorgungsmaßnahmen den Betroffenen besser helfen können. Daher werden im Folgenden die Patientengruppen bzw. Familiensituationen, bei denen häusliche Ergotherapie besonders geeignet ist, beschrieben, aber auch Behandlungsalternativen für andere Problemlagen aufgezeigt.

1 http://www.dlr.de/pt/de/desktopdefault.aspx/tabid-6962

2 http://bmjopen.bmj.com/content/1/1/e000096.full.pdf

3 http://bmjopen.bmj.com/content/1/1/e000094.full.pdf

4 Voigt-Radloff S, Rühlemann A, Hüll M (2012) Häusliche Ergotherapie bei Demenz: Ergebnisse randomisierter Studien und ein Fallbeispiel aus dem WHEDA-Programm. ergoscience 7(3): 113-118. DOI: 10.2443/skv-s-2012-54020120303

Indikation für häusliche Ergotherapie

Patientengruppen bzw. Familiensituationen, in denen häusliche Ergotherapie bei Demenz indiziert ist, lassen sich wie folgt charakterisieren.

1. Der Patient leidet an einer derzeit nicht ursächlich heilbaren Demenzform leichten bis mittelgradigen Ausmaßes.

2. Der Patient weist mindestens moderaten Hilfebedarf bei Haushaltstätigkeiten, Freizeitaktivitäten oder kleineren Aufgaben in Haus und Garten auf.

3. Eine hauptversorgende Pflegeperson (Familienangehörige oder betreuende Dritte) steht für die Therapie und zur anschließenden Weiterbetreuung regelmäßig etwa ein- bis dreimal pro Woche zur Verfügung.

4. Die Pflegeperson ist von der Betreuung so betroffen, dass sie eine Änderung der Situation wünscht und bereit ist, aktiv daran mitzuwirken und sich von Therapeuten anleiten zu lassen.

5. Die Pflegeperson ist grundsätzlich in der Lage, nach der Therapie die Anleitung des Patienten und die eigenverantwortliche Entwicklung von Problemlösungen zu übernehmen. Das heißt, sie ist nicht über die Maßen durch die Betreuung belastet und körperlich, geistig oder psychisch nicht stark eingeschränkt.

6. Es bestehen keine schweren Familienkonflikte (insbesondere keine, in die der Erkrankte involviert ist und die die Betreuung des Erkrankten betreffen). Z.B. ist die Familiensituation nicht durch eine langjährig bestehende Depression oder andere chronisch psychische Erkrankungen so belastet, dass sich bereits seit Jahren Familienkonflikte oder soziale Isolierung manifestiert haben.

Wirksame Häusliche Ergotherapie für Demenzerkrankte und ihre Angehörigen
Indikation für WHEDA

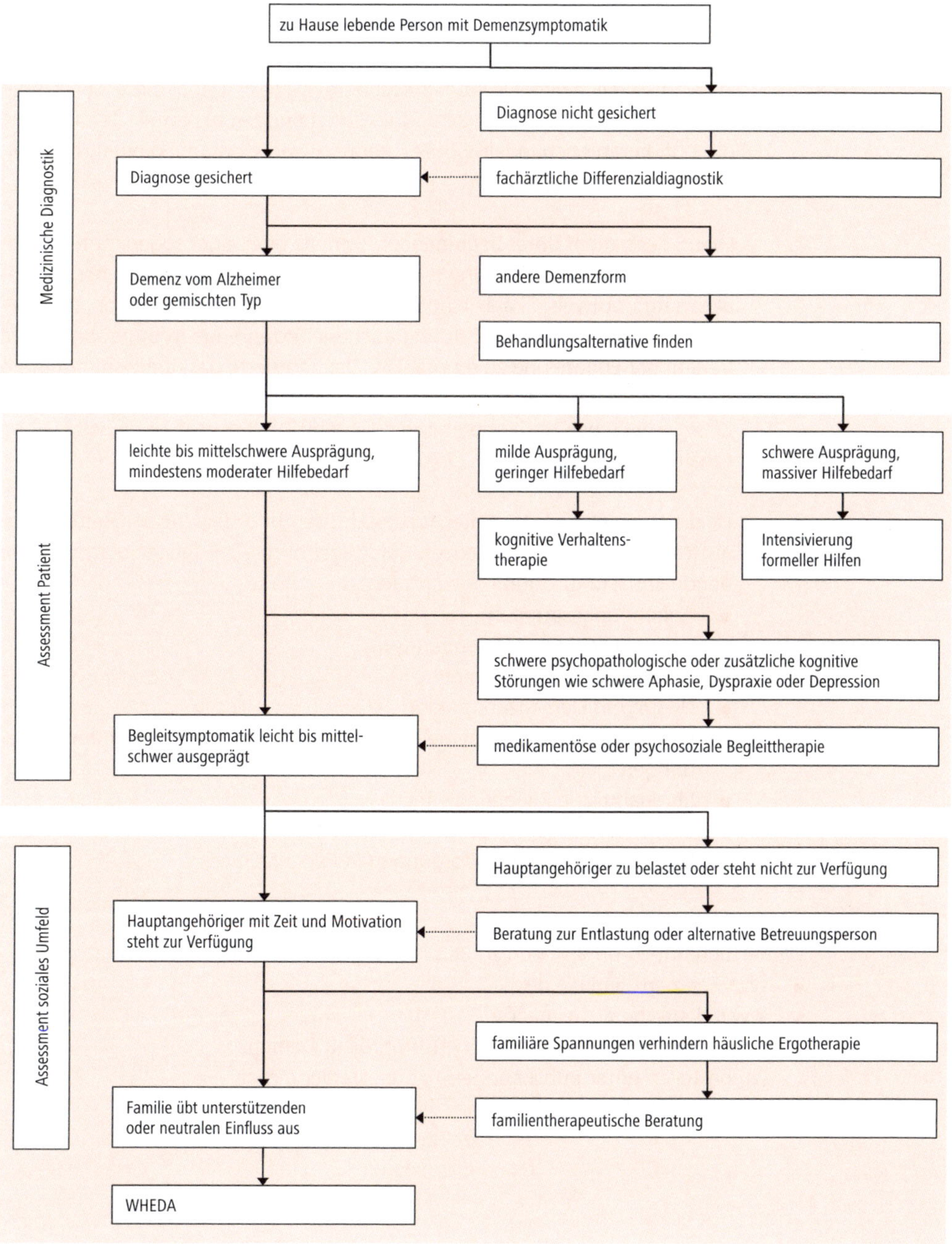

Behandlungsalternativen

1. Bei auftretenden Symptomen wie Vergesslichkeit oder Konzentrationsschwächen, aber unklarer Diagnose ist eine differenzialdiagnostische Abklärung durch einen Facharzt besonders wichtig. Denn diese Symptome können in seltenen Fällen auch durch Erkrankungen hervorgerufen werden, die ggf. kurativ behandelt werden können, wie etwa Infektionen, Mangelernährung oder Depression.

2. Wenn der Patient unter beginnender Demenz oder einer sogenannten leichten kognitiven Einschränkung leidet und kaum Einschränkungen bei Alltagsaktivitäten aufweist, kann eine kognitiv-verhaltenstherapeutische Therapie angezeigt sein. In diesem Fall sind auch weiterführende Informationen zum Verlauf der Erkrankung zu empfehlen. Dazu förderte das Bundesministerium für Gesundheit die CORDIAL-Studie als Leuchtturmprojekt. Das Manual zum Einsatz durch psychotherapeutisch erfahrene Therapeuten ist im Beltz Verlag erhältlich (ISBN 978-3-621-27707-5).

3. Ist die Demenz bereits weiter fortgeschritten und beginnt der Betreuungsaufwand die Belastungsgrenzen der Angehörigen zu übersteigen, sind folgende Entlastungsoptionen zu prüfen:
   - Angehörigengruppen
   - Individuelle Angehörigenberatung
   - Kurzzeit- oder Tagespflege
   - Urlaub mit Demenzerkrankten
   - Kurzzeitrehabilitation gemeinsam für Demenzerkrankte und ihre Angehörigen
   - Ehrenamtliche Pflegebegleiter
   - Demenzwohngemeinschaft
   - Demenzspezifische Versorgungen in Pflegeheimen

Weiterführende Informationen zu Behandlungsalternativen finden Sie u.a. unter:

- www.demenz-leitlinie.de
- www.deutsche-alzheimer.de
- oder in der Broschüre zum Leuchtturmprojekt Demenz (zu bestellen unter publikationen@bundesregierung.de, Bestell-Nr.: BMG-F-10007).

WHEDA-Behandlung Schritt für Schritt

Übersicht

Manche Behandlungsmanuale sind umfangreich und detailliert. Basierend auf unseren Erfahrungen bei der Implementierung von Handbüchern zu Assessmentprozeduren[5,6,7] und den vorhandenen Evidenzen zum Gebrauch kurzer Checklisten[8,9] haben wir uns für eine kurz gefasste Anleitung entschieden.

Das Manual listet für jede Behandlungsphase knapp die notwendigen Schritte auf. Dieser Checklistencharakter dient dazu, dass kein wichtiger Schritt vergessen wird. Ebenso sind die Anwender eingeladen, an den markierten Stellen Tipps aus der Praxis einzutragen und diese Hinweise ggf. auch den Autoren des Manuals zuzusenden. Dadurch kann das Manual sowohl generell als auch in den Einrichtungen der Anwender stetig verbessert werden.

In einem weiteren Kapitel werden Möglichkeiten aufgezeigt, mit bestimmten Problemsituationen umzugehen. Dieser Teil kann auch als Nachschlagewerk zur Unterstützung im Bedarfsfall genutzt werden.

Fragebogen, Befunddokumentation und Berichtsformular sind als Kopiervorlage (Evaluationsbogen) beigefügt, um das Berichtswesen zur WHEDA-Behandlung zu vereinfachen.

Die Autoren empfehlen dringend, vor der Programmanwendung eine WHEDA-Einführungsschulung zu besuchen. Sie ist insbesondere für Therapeuten notwendig, die wenig Erfahrung mit der häuslichen Behandlung von Menschen mit Demenz haben.

Nähere Informationen zu Studien und WHEDA-Schulungen finden sich unter http://www.uniklinik-freiburg.de/zggf/live/ForschungLehre/Forschung/WHEDA.html

5 Voigt-Radloff S, Kiesinger A, Schochat T (2003) Das Ergotherapeutische Assessment – Implementierung in der Routine. Die Rehabilitation 42: 16-21.

6 Voigt-Radloff S, Leonhart R, Schwer B, Junde I, Heiss HW (2005) Das Logopädische Assessment: Feldversuch zu psychometrischen Eigenschaften, Praktikabilität, Akzeptanz und Prozessqualität. Das Gesundheitswesen 67: 665-73.

7 Voigt-Radloff S, Leonhart R, Schochat T, Schlennstedt D, Heiss HW (2006) Psychometrische Testung des Physiotherapeutischen Assessment. Phys Rehab Kur Med 16: 189-196.

8 Robbins J (2011) Hospital checklists. Transforming evidence-based care and patient safety protocols into routine practice. Crit Care Nurs Q. Apr-Jun; 34(2): 142-9.

9 Haynes AB, Weiser TG, Berry WR, Lipsitz SR, Breizat AH, Dellinger EP, Herbosa T, Joseph S, Kibatala PL, Lapitan MC, Merry AF, Moorthy K, Reznick RK, Taylor B, Gawande AA (2009) Safe Surgery Saves Lives Study Group. A surgical safety checklist to reduce morbidity and mortality in a global population. N Engl J Med. Jan29; 360(5): 491-9.

Vorbereitung

1. Stellen Sie sicher, dass eine leichte bis mittelschwere Demenz vom Typ Alzheimer oder Mischtyp vorliegt und andere Demenzformen und Schweregrade ausgeschlossen sind.

2. Prüfen Sie, ob der Patient Hilfebedarf bei Aktivitäten zur eigenständigen Lebensführung aufweist. Zu den beeinflussbaren Aktivitäten zählen insbesondere Haushaltsführung, kleinere Arbeiten in Haus und Garten, Hobbys und Aktivitäten, bei denen nicht das Ergebnis, sondern die Freude am Tun im Vordergrund steht.

3. Stellen Sie sicher, dass keine schweren Begleitsymptome vorliegen, insbesondere keine schwere Depression, keine ausgeprägten Verhaltensauffälligkeiten, keine massive Dyspraxie, schwere Aphasie oder ausgeprägte Anosognosie (erheblich mangelnde Krankheitseinsicht).

4. Holen Sie alle weiteren wichtigen medizinischen Informationen ein.

5. Klären Sie ab, ob Spannungen oder Uneinigkeit im familiären System so stark ausgeprägt sind, dass sie die Therapie unmöglich machen. Prüfen Sie dann, ob ggf. andere Interventionen wie Familientherapie, Sucht- oder Eheberatung zu empfehlen sind.

6. Stellen Sie sicher, dass ein Hauptangehöriger motiviert ist und die zeitliche Kapazität hat, um regelmäßig an den Therapiesitzungen teilzunehmen.

7. Ergänzen Sie die Broschüre „Was Sie tun können" um lokale Hilfsangebote.

8. Machen Sie einen Besuchstermin aus.

9. Klären Sie Fahrtmodalitäten. Planen Sie mögliche Verzögerungen ein, um Stress vor der Ankunft zu vermeiden.

Hinweise für die Praxis

- Örtliche Seniorenbüros oder die neu eingerichteten Pflegestützpunkte können Hinweise zu lokalen Hilfsangeboten geben.
- Car-Sharing ist eine günstige Möglichkeit für die Fahrt zum Patienten.
- Ggf. kurz vor dem Termin nochmals anrufen und erinnern.

Die ersten vier Einheiten

1. Einheit: Erstkontakt mit dem Patienten und Angehörigen

1. Treten Sie als Gast in die Wohnung und Lebenswelt des Patienten und der Angehörigen ein. Bauen Sie Vertrauen auf.

2. Stellen Sie sich und das ergotherapeutische Programm vor (ggf. Vorschlag zur „WHEDA-Vorstellung" nutzen, siehe Evaluationsbogen, Kopiervorlagen).

3. Lassen Sie sich einen typischen Tages- oder Wochenablauf schildern und notieren Sie Alltagsaktivitäten, die dem Patienten oder Angehörigen wichtig sind.

4. Lassen Sie sich möglichst eine gemeinsame Alltagsaktivität vormachen. Beobachten Sie die Interaktion und tragen Sie sie in der WHEDA-Befunddokumentation (siehe Evaluationsbogen, Kopiervorlagen) ein.

5. Ermitteln Sie, ob der Patient zu einem Einzelgespräch über seine Betätigungsgewohnheiten in der Lage ist. Auszuschließen sind massive Einschränkungen in Wortfindung, Antrieb, Krankheitseinsicht oder autobiografischem Gedächtnis.

6. Wenn derartige Einschränkungen nicht vorliegen, füllen Sie den Fragebogen zur Lebensqualität gemeinsam mit dem Patienten aus (siehe Evaluationsbogen, Kopiervorlagen).

7. Händigen Sie dem Angehörigen die Fragebogen zur eigenen Betreuungserfahrung, zum Hilfebedarf und zu Verhaltensveränderungen des Patienten aus und erläutern ihm diese (siehe Evaluationsbogen, Kopiervorlagen).

8. Übergeben Sie dem Angehörigen die Broschüre „Was Sie tun können". Empfehlen Sie sie ihm zur Lektüre.

9. Vereinbaren Sie den zweiten Termin (Gespräch nur mit dem Angehörigen). Bedenken Sie dabei schon im Vorfeld, dass der Patient versorgt sein muss, während der Angehörige mit dem Therapeuten spricht.

10. Stabilisieren Sie das Vertrauen durch einen freundlichen Gesprächsabschluss.

Hinweise für die Praxis

- Therapeuten werden bei Beziehungskonflikten manchmal als Beziehungsberater oder „Schiedsrichter" eingespannt. Weisen Sie in solchen Situationen frühzeitig darauf hin, dass der Besuch nicht der Parteinahme oder der Zurechtweisung dient und dass auch der Angehörige vor dem Patienten nur behutsam dessen Defizite benennen soll. Führen Sie ggf. dazu ein Einzelgespräch mit dem Angehörigen.
- In Gegenwart des Patienten sollen der Motivationserhalt zur Mitarbeit und die Ressourcenorientierung im Vordergrund stehen. Konfrontiert der Angehörige den Patienten zu stark mit dessen Defiziten, besteht die Gefahr der Frustration. Die Basis für Lernfähigkeit und Veränderungsbereitschaft ist jedoch, dass der Patient entspannt ist, sich wohlfühlt und in Lern- und Therapiesituationen Freude am Tun entwickelt.

2. Einheit: Gespräch mit dem Angehörigen

1. Stellen Sie dem Angehörigen die drei Ziele des Gesprächs vor.
   - Klärung des Hilfebedarfs des Patienten.
   - Eruierung der Wünsche und Zielsetzungen sowie des Entlastungsbedarfs und der Entlastungsmöglichkeiten des Angehörigen.
   - Klärung, inwieweit sich der Angehörige in der Lage sieht, in der Therapie mitzuhelfen.

2. Klären Sie den Hilfebedarf des Patienten bei Alltagsaktivitäten.
   - Besprechen Sie die ausgefüllten Fragebogen zum Hilfebedarf und zu Verhaltensveränderungen des Patienten.
   - Ermitteln Sie, welche Bedeutung die Betreuung des Patienten für den Angehörigen hat, z.B. welche belastenden oder positiven Erfahrungen der Angehörige gemacht hat.

3. Klären Sie Entlastungsbedarf und -möglichkeiten des Angehörigen.
   - Besprechen Sie den ausgefüllten Fragebogen zur Betreuungserfahrung. Filtern Sie heraus, welche Belastungen der Angehörige als so hoch empfindet, dass er dringend Entlastung braucht.
   - Klären Sie, welche Entlastungsmöglichkeiten grundsätzlich durch Familie, Freunde oder Dritte zur Verfügung stehen. Neben der konkreten Entlastung in der Betreuung ist der empathische Zuspruch von Menschen, mit denen sich der Angehörige sehr verbunden fühlt, von großer Bedeutung[10].
   - Besprechen Sie, inwieweit die Hinweise aus der Broschüre „Was Sie tun können" zur Entlastung beitragen können. Die Broschüre empfiehlt den Angehörigen ein Umdenken in Richtung innere Gelassenheit sowie die Akzeptanz der Verhaltensauffälligkeiten als Symptome der Demenzerkrankung.
   - Weiterführende Behandlungsmethoden zur Angehörigenentlastung sind:
     (1) Stressmanagement durch Notfallpläne für unvorhersehbare Problemsituationen („Wer hilft, wenn ich krank werde?")
     (2) Entspannungsangebote wie „Fantasiereisen", progressive Muskelentspannung oder autogenes Training
     (3) kognitive Umstrukturierung[11]

---

10 Drentea P, Clay OJ, Roth DL, Mittelman MS (2006) Predictors of improvement in social support: Five-year effects of a structured intervention for caregivers of spouses with Alzheimer's disease. Soc Sci Med. Aug; 63(4): 957-67.

11 Durch die Methoden der kognitiven Umstrukturierung lernen Angehörige, lähmende Gedanken zu erkennen und alternative, potenziell Stress mindernde Gedanken zu entwickeln. Mittelman MS, Roth DL, Haley WE, Zarit SH (2004) Effects of a caregiver intervention on negative caregiver appraisals of behavior problems. Soc Sci. Jan; 59(1): 27-34.

   (4) Psychoedukation[12]
   (5) der Ausbau regenerierender Alltagstätigkeiten für den Angehörigen (siehe auch Übersichtsartikel[13])
- Klären Sie anhand der Broschüre „Was Sie tun können", welche örtlichen Hilfsangebote für den Angehörigen sinnvoll wären.
- Bitten Sie den Angehörigen, wenn angemessen, bis zum nächsten Termin einen „Entlastungsplan" aufzustellen unter der Überschrift: „Was würde ich gerne für mich tun?"

4. Klären Sie die Möglichkeiten des Angehörigen zur Mithilfe in der Therapie.
   - Erläutern Sie die Prinzipien gelungener Mithilfe: Gewohnte und motivierende Alltagsaktivitäten anregen, aber nicht zu viel abnehmen. Freudiges Erlebnis ist wichtiger als richtiges Ergebnis. Der Angehörige sollte dem Patienten gelassene, ruhige und klare Anleitungen geben.
   - Erläutern Sie die Prinzipien eigenständiger Problemlösung:
     (1) Problem und gewünschtes Endergebnis möglichst konkret benennen („Ich brauche einen Nachmittag in der Woche für mich alleine.")
     (2) Lösungsmöglichkeiten zunächst ohne Wertung aufschreiben, dann Vor- und Nachteile beurteilen und die beste Lösung auswählen
     (3) konkrete Schritte planen und im Alltag umsetzen
     (4) Gründe für das Gelingen oder Misslingen analysieren
   - Besprechen Sie mit dem Angehörigen, inwieweit er sich in der Lage sieht, diese Prinzipien zu erlernen und anzuwenden.

5. Fassen Sie das Gespräch zusammen, besprechen Sie die Zusammenfassung mit dem Angehörigen und dokumentieren Sie anschließend in der WHEDA-Befunddokumentation (siehe Evaluationsbogen, Kopiervorlagen):
   - den wichtigsten Hilfebedarf des Patienten
   - die stärksten Belastungen des Angehörigen
   - die besten Entlastungsmöglichkeiten
   - die besten Möglichkeiten zur Mithilfe in der Therapie

6. Vereinbaren Sie den dritten Termin (Gespräch nur mit dem Patienten).

7. Stabilisieren Sie das Vertrauen durch einen freundlichen Gesprächsabschluss.

---

12 Psychoedukation ist die Aufklärung über Krankheitssymptomatik, Ursachen und Verlauf. Dies kann dazu beitragen, Unsicherheiten und Ängste zu reduzieren, eine realistische Sicht der Erkrankung zu fördern, das Kontrollerleben zu erhöhen und Bewältigungskompetenzen zu aktivieren. Große K, Kalytta T, Wilz G. Kognitiv-verhaltenstherapeutische Interventionen für pflegende Angehörige von Demenzkranken. In: Haberstroh J, Pantel J. (2011) Demenz psychosozial behandeln. AKA Verlag Heidelberg.

13 Kurz A, Wilz G (2011) Die Belastung pflegender Angehöriger bei Demenz. Entstehungsbedingungen und Interventionsmöglichkeiten. Der Nervenarzt. 82(3): 336-42. DOI 10.1007/s00115-010-3108-3

Hinweise für die Praxis

- Oftmals wird dem Angehörigen im Einzelgespräch erstmals die eigene Situation bewusst oder er zeigt großen Bedarf an Erklärungen zur Demenzerkrankung und insbesondere zur Prognose.
- Als Therapeut sollten Sie darauf vorbereitet sein, kurze Informationen über die Demenzerkrankung, ihren Verlauf und über Entlastungsmöglichkeiten geben zu können.
- Angehörige brauchen oft direkt erste Informationen zu weiterführender Beratung (Beratungsstellen, Diagnosezentren, Selbsthilfegruppen). Daher ist es wichtig, die Broschüre „Was Sie tun können" bereits im Vorfeld um lokale Hilfsangebote zu ergänzen.

3. Einheit: Gespräch mit dem Patienten

1. Ziel ist es, die Betätigungsgewohnheiten und motivierenden Alltagsaktivitäten zu ermitteln.

2. Für das Gespräch mit kognitiv eingeschränkten geriatrischen Patienten sollte Folgendes beachtet werden.
   - Die Grundhaltung sollte von Respekt vor der Privatsphäre und Biografie des Patienten geprägt sein. Dazu gehört auch die Ermutigung zu freiem Erzählen, aufmerksames Zuhören, Betonung der Ressourcen statt der Einschränkungen, oder humorvolle Bemerkungen, die eine angespannte Atmosphäre auflockern können.
   - Beachten Sie Kommunikationsbarrieren im Alter, wie Schwerhörigkeit, Sehschwäche, Verlangsamung oder reduzierte Aufmerksamkeit. Geeignete Maßnahmen sind gute Beleuchtung, die Reduktion von Hintergrundgeräuschen, das Sichern von Augenkontakt und Aufmerksamkeit vor der Ansprache sowie einfaches, langsames und deutliches Sprechen.
   - Achten Sie auf Anzeichen von Erschöpfung oder Unwillen des Patienten und überlassen Sie ihm – soweit möglich – die Entscheidung über Themen und Verlauf des Gespräches. Denn das Gefühl der Kontrolle über die Situation erhöht das Selbstwertgefühl.
   - Begegnen Sie problematischen Situationen, in denen der Patient beispielsweise desorientiert reagiert, indem Sie nicht dem Gesprächsinhalt, sondern den darin geäußerten Gefühlen Aufmerksamkeit schenken. Wechseln Sie das Thema, statt dem Patienten zu widersprechen, indem Sie etwa die Aufmerksamkeit auf einen Gegenstand in der Umgebung lenken.

3. Falls ein Gespräch mit dem Patienten aufgrund von Wortfindungsstörungen, Defiziten im autobiografischen Gedächtnis oder Orientierungsproblemen nicht möglich ist, bitten Sie den Angehörigen, über die den Patienten motivierenden Aktivitäten zu berichten. Stellen Sie dann dem Erkrankten mehrere Aktivitäten zur Wahl und lassen Sie sich ein bis drei davon vormachen. Versuchen Sie an Gestik, Mimik, Engagement und Ausdauer zu erkennen, inwieweit die Aktivität Freude oder Frustration verursacht.

4. Wenn der Patient sich an gewohnte Aktivitäten erinnert, diesen aber aufgrund von Wortfindungsstörungen nur schlecht Ausdruck verleihen kann, ist folgendes Vorgehen empfehlenswert:
   - Ermutigen Sie den Patienten zu erzählen, auch wenn ihm Worte fehlen oder falsch vorkommen. Versichern Sie ihm, dass Sie auch bei fehlenden Worten viel aus dem Zusammenhang verstehen können und gerne mit einzelnen Worten aushelfen oder nachfragen, wenn etwas unklar ist.
   - Versuchen Sie Worte für das zu finden, was der Patient gemeint haben könnte; gehen Sie dabei sensibel vor. Vergewissern Sie sich durch Fragen, die der Patient mit Nicken oder Kopfschütteln bejahen oder vernei-

nen kann. Jedoch nur so lange, wie der Patient sich wohl dabei fühlt und nicht zu frustriert über seine Wortfindungsstörungen ist.

- Formulieren Sie auch vorsichtig Ihre Vermutungen über die Bedeutung, die eine Aktivität für den Erkrankten haben könnte, z.B.: „Haben Sie beim Kochen gerne neue Dinge ausprobiert?" versus „Hat Ihnen Kochen keinen Spaß gemacht?" Aus der Bestätigung der einen oder anderen Frage können Sie erschließen, ob Kochen oder Küchenaktivitäten wichtig und ggf. motivierend für den Patienten sind und ob es sich lohnt, hier weiter nachzufragen.

5. Wenn Sie beim Erkrankten anhaltende Zeichen von Unwillen, Frustration oder Desorientierung sehen, versuchen Sie einen positiven Abschluss zu finden. Dies kann ein kurzes Gespräch über ein problemloses Thema sein oder eine kurze, gut zu meisternde Aktivität.

6. Dokumentieren Sie mit dem Patienten in der WHEDA-Befunddokumentation (siehe Evaluationsbogen, Kopiervorlagen) die nach Ihrem Eindruck am meisten motivierenden Alltagsaktivitäten.

7. Vereinbaren Sie den vierten Termin (Gespräch mit dem Patienten und den Angehörigen über Therapieziele).

8. Stabilisieren Sie das Vertrauen durch einen freundlichen Gesprächsabschluss.

Hinweise für die Praxis

-
-
-

4. Einheit: Aktivität auswählen, Ziele vereinbaren

1. Wählen Sie nicht mehr als drei motivierende Aktivitäten für den Patienten und drei entlastende Aktivitäten für den Angehörigen aus. Diese werden jeweils separat auf eine Karte geschrieben. Die ausgewählten Aktivitäten sollten für eine ergotherapeutische Behandlung geeignet sein. D.h., die Ergotherapie kann die Durchführung dieser Aktivität verbessern, indem sie entweder die Aktivität vereinfacht, Kompensationsstrategien trainiert, Mobilitäts-, Orientierungs- oder Gedächtnishilfen anbringt bzw. einübt, die Anleitung und Interaktion des Angehörigen durch Beratung verbessert oder zusätzliche Ressourcen (informelle Hilfe durch Dritte oder formelle Hilfsangebote vor Ort) vermittelt.
   Folgende Fragen können bei der Vorauswahl der Patientenaktivitäten helfen:
   - Ist die Aktivität jetzt oder zukünftig wichtig bzw. notwendig für den Patienten?
   - Ist der Patient ausreichend zur Ausführung der Aktivität motiviert?
   - Lässt sich die Aktivität einfacher gestalten?
   - Ist eine Unterstützung durch den Angehörigen sinnvoll möglich? Findet der Angehörige die Aktivität auch sinnvoll? Ist sie für den Angehörigen eine Entlastung oder eine zusätzliche Belastung?
   - Ist eine Anpassung des physikalischen Umfelds sinnvoll möglich?
   - Lässt sich eine Ersatzaktivität finden, die ähnliche Bedeutung oder Wichtigkeit für den Patienten hat, aber einfacher durchzuführen ist?
   - Wird der Patient die Aktivität nach Training und Adaptation voraussichtlich bewältigen können?
   - Steht der zu erwartende Aufwand für Training und Adaptation in angemessenem Verhältnis zum voraussichtlichen Erfolg?
   - Kann die Aktivität im Tages- oder Wochenablauf des Patienten integriert werden?

2. Zunächst legt der Patient seine Aktivitätskarten in eine priorisierte Reihenfolge, dann der Angehörige.

3. Entscheiden Sie in einem gemeinsamen Gespräch, welche zwei Aktivitäten (eine Patienten- und eine Angehörigenaktivität) zuerst anzugehen sind.

4. Treffen Sie eine Zielvereinbarung mit dem Patienten und dem Angehörigen und deponieren Sie zur Erinnerung die zwei ausgewählten Aktivitätskarten in der Wohnung gut sichtbar.

5. Dokumentieren Sie die Therapieziele im WHEDA-Therapiebericht (siehe Evaluationsbogen, Kopiervorlagen).

Hinweise für die Praxis

- Wählen Sie solche Aktivitäten aus, bei denen nicht das perfekte Ergebnis, sondern die Freude des Patienten an der Ausführung im Vordergrund steht. Es können sogar auf den ersten Blick unsinnige oder leicht störende Aktivitäten sinnvoll sein, wenn der Patient dadurch aktiv bleiben und Freude erleben kann.
- Das Gespräch über die Aktivitätenauswahl hat auch große therapeutische Bedeutung. Oft registriert der Patient hier erstmals berechtigte Bedürfnisse des betreuenden Angehörigen. Die zur Gewährleistung der häuslichen Situation notwendige Regeneration des Angehörigen sollte hier thematisiert werden. Dies kann auch die Akzeptanz externer Entlastungsangebote durch den Patienten erhöhen.

Die Therapie

Patientenaktivität adaptieren

1. Analysieren Sie Interessen, Antrieb und **Motivation** des Patienten für die Durchführung von Alltagsaktivitäten.
   - Handelt der Patient vor allem aus persönlichen Überzeugungen oder aus einem Gefühl der Verpflichtung? Welche Überzeugungen bzw. Verpflichtungen sind das? Welche Handlungen sind für den Patienten Identität stiftend?
   - Für welche Aktivitäten zeigt der Patient besonderes Interesse?
   - Welche Aufgaben und Rollen hat der Patient früher erfüllt? Welche davon sind ihm heute noch wichtig?
   - Welche Aktivitäten führt der Patient gewohnheitsmäßig aus? Wie sehen seine Alltagsroutinen aus? Welche Aufgaben hat der Patient? Welche davon sind ihm besonders wichtig?
   - Wie selbstbewusst führt der Patient Aufgaben aus? Hat er das Gefühl, auf das Ergebnis seines Handelns Einfluss nehmen zu können? Erwartet er Erfolg oder eher Misserfolg, wenn er tätig wird? Wird er durch Misserfolg angespornt oder entmutigt?

2. Analysieren Sie die Stärken und Schwächen der **senso-motorischen Funktionen** des Patienten bei der Durchführung der Aktivität und passen Sie sie an.
   - Haltungskontrolle bei der Aktivität: Welche Stärken in Balance, Rumpfstabilität und Körperhaltung beim Laufen und Transportieren, bei Positionswechseln und beim Hantieren lassen sich beobachten? Zeigen sich Schwächen, wie z.B. Schlurfen, Stolpern, Fehlhaltungen, Kraftmangel, muskuläre Dysbalancen, Ataxien, Schwindel oder instabiles oder ungeschicktes Positionieren des Körpers, bei der Durchführung der Aufgabe?
   - Koordination und Bewegungsfluss bei der Aktivität: Welche Stärken z.B. in Auge-Hand- und Hand-Hand-Koordination, Kraftdosierung, Ausdauer und Bewegungstempo beim Greifen, Heben oder Hantieren mit Gegenständen lassen sich beobachten? Zeigen sich Schwächen, wie z.B. Rigor, Tremor, Ataxien, Verlangsamung, mangelnde Ausdauer, verminderte Kraft oder ungeschicktes Hantieren, bei der Durchführung der Aufgabe?

3. Analysieren Sie die Stärken und Schwächen der **kognitiven Funktionen** des Patienten bei der Durchführung der Aktivität und passen Sie sie an.
   - Konzentration und Aufmerksamkeit bei der Aktivität: Kann sich der Patient angemessen auf die einzelnen Aspekte der Aufgabe konzentrieren? Ist er durch innere oder äußere Reize leicht abgelenkt? Fokussiert er seine Aufmerksamkeit unangemessen auf unwesentliche Details?

- Handlungskontrolle bei der Aktivität: Wählt der Patient Geräte und Utensilien zweckentsprechend aus und setzt sie angemessen ein? Ist der Patient dyspraktisch? Erkennt und korrigiert er nicht zielführende Handlungsschritte? Führt er Handlungsschritte in sinnvoller Abfolge ohne unnötige Unterbrechung aus?

4. Analysieren Sie, welche **Hilfsstrategien** der Patient bereits einsetzt. Überlegen Sie, welche Strategien ausgebaut oder zusätzlich eingesetzt werden könnten. Mögliche Strategien sind:
   - Akustische Signale nutzen: z.B. schlagende Uhr oder die Erkennungsmelodie eines regelmäßigen Radioprogramms zur Erinnerung an die Tageszeit; oder Kurzzeitwecker zur Erinnerung an eine bald auszuführende Tätigkeit; oder zur Fokussierung auf die Tätigkeit laut aussprechen, was man tut.
   - Visuelle Signale nutzen: z.B. wichtige Dinge wie Schlüssel, Wertsachen, Tabletten, Kalender, Telefonnummern, Einkaufslisten oder Fotos von Bezugspersonen an festen, gut sichtbaren Plätzen innerhalb der natürlichen Laufwege positionieren oder Fotos und Symbole auf Schranktüren kleben.
   - Ein individuell angepasstes Erinnerungsbuch nutzen. Das Buch kann z.B. als tägliche To-do-Liste oder Wochenplan für zu Erledigendes, oder als ein Tagebuch für bereits Erledigtes, oder als Erinnerungsbuch mit Fotos von Angehörigen oder früheren Erlebnissen konzipiert werden.
   - Angehörige oder andere gerade anwesende Personen um Rat fragen.
   - Routine pflegen: Dinge oft wiederholen; nur Gewohntes tun; wenig Ablenkung oder Überforderung zulassen, indem man Neues vermeidet.
   - Vorausschauend organisieren: Dinge gut vorbereiten; vorher alles zurechtstellen; viel Zeit und Ruhepausen einplanen, um Stress zu vermeiden; vermehrt Kontrollphasen einbauen, um Fehler zu vermeiden.

Hinweise für die Praxis

-
-
-

Umgebung anpassen

1. Regen Sie den Einsatz von Mobilitäts- oder Orientierungs- und Gedächtnishilfen je nach Erfordernis an. Üben Sie den Umgang damit.
   - Welche Mobilitäts- und Sicherungshilfsmittel können ein sicheres Hantieren und Fortbewegen des Patienten in seinem alltäglichen Lebensbereich verbessern? Z.B. Rollstuhl, Rollator, Gehhilfen, Geländer, Haltegriffe, Eliminierung oder Entschärfung von Stolperfallen, bessere Beleuchtung, Umstellen von Möbeln zum besseren Halt, sicheres Schuhwerk, Sitzerhöhungen, Umräumen von häufigen Gebrauchsgegenständen in gut erreichbare Schränke, verlängerte Greifarme, Griffverdickungen, spezielle Hilfsmittel für Bad und Haushalt, Sicherungsabschaltung bei Herd oder Elektrogeräten.
   - Welche Orientierungs- und Gedächtnishilfen können die Durchführung der gewünschten Alltagsaktivität verbessern? Z.B. Gebrauchsgegenstände innerhalb oder auch außerhalb von Schränken übersichtlicher anordnen, bei Geräten die Hauptfunktionsschalter markieren, zusammengehörige Geräte (Fernbedienung und Fernseher versus andere Fernbedienung und Radio) als zusammengehörig markieren, Telefonliste oder Kurzwahltasten mit Fotos oder Namensschild der wichtigsten Kontaktpersonen versehen, vor Beginn der Aktivität alles zurechtstellen, Aktivität reduzieren (weniger einkaufen, kleine Gerichte kochen u.Ä.).

Hinweise für die Praxis

- Das Entfernen von Möbeln oder Teppichen, die die Bewegungssicherheit und die Mobilität einschränken, oder von überflüssigen „Ablenkern" – z.B. auf dem Schreibtisch oder auf Küchenarbeitsflächen – ist insbesondere für Angehörige oft schwer zu akzeptieren. Erklären Sie auf plausible Weise, welche Vorteile dieses „Aufräumen" hat (siehe auch → „Umgang mit besonderen Problemlagen" → „Ablehnung notwendiger Umfeldanpassungen").

Interaktion verbessern

1. Sorgen Sie für ein **Klima** zwischen dem Angehörigen und dem Patienten, das die Aktivierung des Patienten fördert.
   - Reflektieren Sie überhöhte oder auch zu geringe Erwartungen des Angehörigen an die Leistungsfähigkeit des Patienten mit dem Angehörigen und bauen Sie sie ab.
   - Besprechen Sie regelmäßige Gelegenheiten für Patientenaktivitäten mit dem Patienten und Angehörigen und bauen Sie sie in den Tages- bzw. Wochenablauf des Patienten ein.
   - Planen Sie genügend Zeitpuffer ein, denn unter Zeitdruck gelingen auch sonst gut bewältigte Aufgaben nicht. So kann der Angehörige bei Termindruck ausnahmsweise auch Aufgaben selbst übernehmen.
   - Reflektieren Sie mit dem Angehörigen die positive Wirkung von Lob und Anerkennung selbst von Bemühungen des Patienten und üben Sie entsprechendes Verhalten mit dem Angehörigen ein.
   - Beobachten Sie, wie Angehöriger und Patient normalerweise miteinander umgehen. Identifizieren Sie dabei förderliche und hinderliche Verhaltensweisen. Stärken Sie dann das förderliche Verhalten und reduzieren Sie die sogenannten dysfunktionalen Interaktionsgewohnheiten. Ein Beispiel für eine dysfunktionale Interaktionsgewohnheit ist, wenn der Angehörige dem Patienten alles abnimmt oder wenn er auf eine nahezu perfekte oder sehr spezielle Ausführung der Aufgabe besteht. Dies kann dem Angehörigen viel Flexibilität abverlangen, denn evtl. muss die gewohnte Art der Ausführung verändert werden.

2. Üben Sie eine demenzspezifische **Kommunikationsweise** mit dem Angehörigen ein.
   - Nehmen Sie sich Zeit, strahlen Sie Ruhe aus.
   - Sorgen Sie beim Gespräch für Blickkontakt, nutzen Sie dazu auch kurze Berührung.
   - Sprechen Sie in kurzen Sätzen.
   - Unterstützen Sie Gesprochenes mit Gestik und Mimik.
   - Benutzen Sie die Sprache des Patienten.
   - Instruieren Sie nur eine Handlung zur gleichen Zeit.
   - Lassen Sie Zeit zum Reagieren.
   - Wiederholen Sie wichtige Informationen.
   - Bestätigen und bestärken Sie, z.B. mit einem aufmunternden Blick, einem Zunicken oder einem Satz wie „Gut so, machen Sie ruhig weiter so".
   - Geben Sie sachliche, aber nicht vorwurfsvoll korrigierende Anweisungen, z.B.: „Es kann Ihnen helfen, wenn …" und nicht „Nein, Sie machen das immer falsch, Sie müssen doch …"
   - Nehmen Sie Bedenken des Patienten ernst.
   - Lassen Sie sich nicht auf Diskussionen ein, ob eine Behauptung oder eine Vorgehensweise richtig oder falsch ist.

3. Üben Sie mit dem Angehörigen die förderliche **Begleitung der Patientenaktivität** ein.
   - Knüpfen Sie an für den Patienten gewohnte Aktivitäten an.
   - Stimmen Sie die Aktivität auf die Leistungsfähigkeit und Tagesform des Patienten ab.
   - Stellen Sie, wenn nötig, Utensilien bereit.
   - Sorgen Sie für eine übersichtliche, ablenkungsarme Arbeitsumgebung.
   - Erinnern Sie, wenn nötig, an den Einsatz von Gedächtnisstützen und anderen Hilfsmitteln.
   - Assistieren Sie, wo nötig, aber übernehmen Sie nicht voreilig. Bei der Assistenz bestimmt der Patient das Tempo.
   - Gehen Sie nicht auf unerwünschtes Verhalten ein, sondern unterbrechen Sie durch Ablenkung, lenken Sie die Aufmerksamkeit des Patienten um.
   - Halten Sie den Patienten „bei der Stange" und lassen Sie ihn nicht abschweifen. Dabei freundlich, aber mit gewisser Bestimmtheit zur Aktivität einladen, ggf. auch berühren und führen.

4. Fördern Sie **selbstständiges Problemlösen** beim Angehörigen.
   - Erläutern Sie Prinzipien eigenständiger Problemlösung:
     (1) Problem und gewünschtes Endergebnis möglichst konkret benennen („Patient soll die Blumen im Wohnzimmer gießen können")
     (2) Lösungsmöglichkeiten zunächst ohne Wertung aufschreiben, dann Vor- und Nachteile beurteilen und die beste Lösung auswählen
     (3) konkrete Schritte planen und im Alltag umsetzen
     (4) Gründe für das Gelingen oder Misslingen analysieren
   - Wählen Sie mit dem Angehörigen ein konkretes Problem aus. Begleiten Sie jeden Problemlöseschritt des Angehörigen, überlassen Sie ihm dabei die Initiative und unterstützen Sie nur dann, wenn er nicht weiter kommt.
   - Lassen Sie den Angehörigen ggf. ein zweites konkretes Problem angehen. Helfen Sie ihm dabei aber nicht, sondern stehen Sie ihm nur am Ende, wenn alle Problemlöseschritte durchlaufen sind, bei der Reflexion und Bewertung seiner Strategie beratend zur Seite.

Hinweise für die Praxis

-
-
-

Ressourcen erschließen

1. Besprechen Sie mit dem Angehörigen Art und Ausmaß seiner Belastung und die Art der notwendigen Entlastung.
   - Ist die Belastung eher emotional (z.B. Trauer um Verlust des Partners), zeitlich (z.B. Betreuung schlecht vereinbar mit weiteren Aufgaben in Beruf und Familie) oder körperlich (z.B. erschöpft durch Schlafmangel)?
   - Ist die Belastung hoch, sehr hoch oder ist der Angehörige überlastet?

2. Überlegen Sie gemeinsam mit dem Angehörigen, was die notwendige Entlastung bringen würde. Prüfen Sie, ob eher informelle Hilfe durch Familienmitglieder, Nachbarn oder Freunde oder eher regionale Hilfsangebote Entlastung bringen können. Berücksichtigen Sie dabei die Strategien nach Kurz und Wilz[14].
   - Problemorientierte Strategien:
     (1) Vermittlung von Informationen über die Krankheit und Austausch in Angehörigengruppen
     (2) Erwerb wirksamer Formen der Problembewältigung, insbesondere bei herausfordernden Verhalten des Patienten
     (3) Stärkung des Rückhalts innerhalb der eigenen Familie und Verteilung der Aufgaben auf mehrere Schultern sowie die Einbeziehung externer Unterstützungsmöglichkeiten
   - Emotionsorientierte Strategien:
     (1) Bearbeitung des Beziehungswandels und der krankheitsbedingten Verluste
     (2) Veränderung von Einstellungen, die einer gelingenden Problembewältigung im Wege stehen, Stärkung von Selbstvertrauen und Zuversicht
     (3) Verminderung von Stress und Aufbau von angenehmen Ausgleichsaktivitäten im Alltag

3. Überlegen Sie mit dem Angehörigen, welche Ressourcen nahe liegen und leicht zu erschließen sind.
   - Sind in der Familie, bei Nachbarn oder Freunden wenige Konflikte, aber große Hilfsbereitschaft und ggf. sogar psychosoziale oder fachliche Kompetenz vorhanden?
   - Welche spezifischen Betreuungsangebote für Demenzerkrankte, Beratungsangebote oder Angebote für Ausgleichsaktivitäten des Angehörigen sind in der Region vorhanden?
   - Wie kann der erste Kontakt mit möglichen Helfern oder Anbietern von Hilfeangeboten aufgenommen werden?

---

14 Kurz A, Wilz G (2011) Die Belastung pflegender Angehöriger bei Demenz. Entstehungsbedingungen und Interventionsmöglichkeiten. Der Nervenarzt. 82(3): 336-42. DOI 10.1007/s00115-010-3108-3

- Wie können Anfangshürden im Kontaktaufbau insbesondere für den Patienten überwunden werden?

4. Begleiten Sie den Angehörigen, wenn er die Schritte des selbstständigen Problemlösens geht, um für Entlastung zu sorgen (siehe oben „Interaktion verbessern, selbstständiges Problemlösen")

Hinweise für die Praxis

-
-
-

Umgang mit besonderen Problemlagen

Dysprakische Symptome des Patienten

1. Ein wiederholtes Training zur Reduktion dyspraktischer Symptomatik, wie z.B. das Backward Chaining (Rückwärtsverkettung), ist bei progredienter Demenz nicht indiziert. Denn das Risiko, mit diesem Training bei Demenzerkrankten Frustrationserlebnisse zu erzeugen, ist äußerst hoch. Und die Wahrscheinlichkeit, dass sich die Symptomatik dadurch zurückbildet, ist sehr gering.

2. Um Frustration vorzubeugen, sind insbesondere Aktivitäten zu vermeiden, die schlecht gelingen und einen Vergleich mit früheren Fähigkeiten zulassen, wie etwa mit einem Pianisten Klavierspielen oder mit einer Schneiderin Nähen zu trainieren.

3. Im Vordergrund steht die allgemeine Aktivierung, da sie z.B. den Kreislauf stärken, die Stimmung heben oder das Risiko der Immobilität verringern kann.

4. Nach neuen einfachen Aktivitäten suchen, die trotz Dyspraxie noch gelingen, also nach Aktivitäten, für die wenig exekutive Funktionen notwendig sind, z.B.:
   - Spazieren gehen und Natur beobachten.
   - Lesen, Musik oder Hörbücher hören, sich vorlesen lassen.
   - Gespräche über die eigene Biografie initiieren.
   - Gespräche im Interessens- und Fachgebiet des Patienten anbieten, den Patienten nach seiner Meinung und seinem „fachlichen Urteil" fragen.
   - Künstlerisch-handwerkliche Techniken anbieten, die Zufallsprodukte erzeugen: Tropftechnik beim Seidenmalen, Wachsschmelztechniken, Drucktechniken, spezielle Tontechniken, Blumen stecken oder Tiere streicheln und umsorgen.
   - Ohne Erfolgsdruck teilhaben lassen an Gruppenaktivitäten, z.B. gemeinsam singen, Kaffee trinken; kulturelle Ereignisse oder Feierlichkeiten.

Depressive Symptome des Patienten

1. Der **Beziehungsaufbau** steht zunächst im Vordergrund. Nach außen inaktiv wirkende Patienten mit depressiver Symptomatik können sich sehr gestresst fühlen, weil sie innerlich den Druck verspüren, eigentlich aktiver sein zu müssen. Überforderungsgefühle, kreisende Gedanken und Schlafstörung sind weitere Stresssymptome. Bereits die akzeptierende Grundhaltung des Therapeuten kann den Patienten entlasten.
   - Sorgen ernst nehmen, ohne sich darin verwickeln zu lassen.
   - Nicht „positivieren" („Das ist alles nicht so schlimm, das wird schon wieder").
   - Die Ressourcen des Patienten erkennen, ohne zu erwarten, dass er seine Ressourcen selbst erkennen kann.
   - An positive Erinnerungen und Erlebnisse anknüpfen. In Gesprächen immer wieder die Ressourcen des Patienten ansprechen.

2. Die wichtigste Aufgabe ist es, durch **Akzeptanz und niederschwellige Aktivierung** Patientenaktivitäten vorsichtig anzubahnen:
   - Keine Handlungserfolge herbeiführen wollen! Keine Übungen durchführen, die Defizite spiegeln.
   - Kleine Ziele stecken, kleine Erfolge erkennen.
   - Körperbetonte Entspannungstechniken, leichte Gymnastik oder Wahrnehmungsübungen können ablenken und entlasten, bevor Alltagsaktivitäten angegangen werden.
   - Rituale in die Therapie und in die Tagesstruktur einführen (z.B. die Therapie und den Tag immer mit für den Patienten sehr leicht durchzuführender Gymnastik anfangen). Rituale geben Sicherheit.
   - Der Patient kann Aktivierung durch Therapeuten oder andere externe Helfer manchmal besser akzeptieren als durch die Angehörigen.
   - Aktivitäten finden, die einen hohen positiven Aufforderungscharakter für den Patienten haben, wie z.B. sich um Tiere oder eine geliebte Person kümmern.

Apathie des Patienten

1. Im Gegensatz zur depressionsbedingten Antriebsstörung und Antriebshemmung wirken Menschen mit einer Apathie oft zufrieden und klagen sich nicht selbst wegen ihrer Inaktivität an. Vorschläge für Aktivitäten werden oft mit Desinteresse verfolgt. Bei automatisierten Bewegungen, wie z.B. spazieren gehen, können die Betroffenen dann jedoch erstaunlich ausdauernd sein, sofern die körperliche Fitness nicht unter der Inaktivität gelitten hat. Geeignete Aktivitäten sind z.B.:
   - Spazieren gehen mit klarer Zielangabe.
   - Teilnahme an Gruppenaktivitäten mit hohem Aufforderungscharakter, z.B. gemeinsam singen, Kaffee trinken; kulturelle Ereignisse oder Feierlichkeiten.

Ablehnung notwendiger Umfeldanpassungen

1. Anpassungen des Wohnumfeldes sollen die Gefährdung des Patienten reduzieren oder alltägliche Verrichtungen erleichtern. Bei der Ablehnung von Umfeldanpassungen ist daher grundsätzlich zu unterscheiden, ob es um eine Gefährdung des Patienten oder um Alltagserleichterungen geht.

2. Werden Umfeldanpassungen zu Alltagserleichterungen nicht angenommen, ist zur Umsetzung Überzeugungskraft gefragt. Rechtliche Schritte sind hier nicht zu empfehlen. Grundsätzlich sind reversible Veränderungen in kleinen Schritten und mit großer und frühzeitiger Eigenbeteiligung leichter durchzusetzen.
   - Weitere Angehörige, Freunde oder auch „Autoritätspersonen" wie etwa der Hausarzt sollten als Fürsprecher für die notwendigen Veränderungen gewonnen werden.
   - Eine reversible Veränderung auf Zeit kann zunächst in kleinerem Umfang oder an einer unproblematischen Stelle ausprobiert werden, damit Patient oder Hauptangehöriger sich daran gewöhnen kann.
   - Kataloge mit Bildern oder eine konkrete Darstellung vor Ort (ggf. mit „Attrappen") können überzeugen. Die Freiheit zur Mitentscheidung über Art, Ausführung und Zeitpunkt der Umfeldanpassung kann bei der Akzeptanz der Maßnahme helfen.
   - Bei weiterhin ablehnender Haltung des Patienten oder des Angehörigen ist nur ein sachlicher Verweis auf die möglichen negativen Konsequenzen der ausbleibenden Anpassung möglich. Zur Verstärkung und zur eigenen Absicherung können die Beratungsergebnisse schriftlich niedergelegt werden.

3. Bei deutlicher Gefährdung des Patienten sind rechtliche Schritte in Erwägung zu ziehen. Hierbei ist die allen Gesundheitsberufen eigene Schweigepflicht abzuwägen gegenüber folgenden Handlungsmöglichkeiten: Information des Hausarztes oder der Führerscheinstelle und Anregung einer professionellen juristischen Betreuung über das Familiengericht.
   - Deutliche Gefährdung liegt vor bei:
     (1) massivem Risiko von Stürzen
     (2) stetiger Weglauftendenz mit großem Risiko, sich zu verirren und dabei Unterkühlung, Nahrungsmangel, Angstzustände oder Verletzungen – beispielsweise im Straßenverkehr – zu erleiden
     (3) stark riskantem Umgang mit Geräten in Haus und Umgebung, wie Herd, offenem Feuer oder gefährlichen Arbeitsgeräten
   - Oft können Angehörige nur schwer akzeptieren, dass der Patient nicht vor allen Gefahren geschützt werden kann.
   - Gesetzlich festgeschriebene Freiheiten, wie der Schutz der Privatsphäre und des Privateigentums oder der Schutz vor freiheitsentziehenden Maßnahmen, müssen respektiert werden, solange keine akute Eigen- und Fremdgefährdung vorliegt.

- Freiheitsentziehende Maßnahmen gegen den Willen des Patienten bzw. seines gesetzlichen Vertreters müssen bei akuter Eigen- oder Fremdgefährdung gerichtlich angeordnet werden.
- Angehörigen ist zu empfehlen, dass sie sich über die Rechtsprechung zu Themen wie Patientenverfügung, Medikamenten(nicht)einnahme, freiheitsentziehende Maßnahmen oder Verantwortlichkeiten bei Verunfallung informieren (vgl. auch http://www.deutsche-alzheimer.de/fileadmin/alz/pdf/Inhalt_Recht_Finanzen.pdf).

Dysfunktionale Interaktionsgewohnheiten

1. Dysfunktionale Interaktion ist dadurch gekennzeichnet, dass das alltägliche Miteinander des Angehörigen und des Patienten zu Stress, Ärger und Streit oder zu Entmutigung, Rückzug und Angst führt. Zunächst ist zu unterscheiden, ob die dysfunktionale Interaktion unabhängig von der Demenzerkrankung schon länger besteht oder ob sie sich durch die steigende Belastung in der Betreuungssituation neu entwickelt hat.

2. Wenn lang bestehende dysfunktionale Interaktionsgewohnheiten vorliegen, die durch die Erkrankung nur deutlicher zum Tragen kommen, ist psychotherapeutische Unterstützung der Angehörigen und ggf. auch des Patienten indiziert. Häusliche Ergotherapie ist in diesen Fällen – wenn überhaupt – nur begleitend angezeigt.

3. Wenn dysfunktionale Interaktion primär durch die zunehmende Belastung der Angehörigen im Verlauf der Erkrankung entstanden ist, so kann eine entlastende ergotherapeutische Beratung der Angehörigen schnelle Veränderungen ermöglichen.
   - Informationen zu krankheitsbedingten Verhaltensweisen des Patienten können bei Angehörigen zu mehr Verständnis führen, da sie dann auch verletzendes Verhalten des Patienten besser einschätzen und eher der Erkrankung als ihrer Beziehung zuordnen können.
   - Sorgen Sie für emotionale Entlastung, indem Sie dem Angehörigen vermitteln, dass er sich nicht falsch verhält und sich weder für eigene Versagensgefühle noch für das Verhalten des Patienten zu schämen braucht. Hier kann eine Angehörigenselbsthilfegruppe für Austausch sorgen und die Möglichkeit bieten, sich die Sorgen „von der Seele zu reden", sich damit nicht alleine zu fühlen und Bewältigungsstrategien anderer kennenzulernen.
   - Sorgen Sie für mehr Selbstsorge und zeitliche Entlastung des Angehörigen, indem Sie die Bedürfnisse des Angehörigen und externe Betreuungsangebote thematisieren.

Geringe Belastbarkeit oder Unterstützungsmöglichkeiten des Angehörigen

1. Setzen Sie in einem therapeutischen Angehörigengespräch die eigenen guten Kenntnisse über den Patienten und die therapeutische Vertrauensposition ein, um Angehörige bei der Wahrnehmung und Formulierung ihrer Belastung zu unterstützen.

2. Erörtern Sie konkrete Vor-Ort-Möglichkeiten der Entlastung.
   - Initiierende Beratung zu Finanzierungsmöglichkeiten und Hilfen über Pflegekassen (Sozialstation, Nachbarschaftshilfe, Hilfe zur Teilhabe, Kurzzeitpflege).
   - Initiierende Beratung zu konkreten Hilfsangeboten in erreichbarer Nähe oder zur Unterstützung durch angestellte Helfer mit Weiterempfehlung an lokale Beratungsstellen.
   - Für weitergehende medizinische und medikamentöse Behandlung an geeignete Ärzte oder Zentren vor Ort verweisen.
   - Erörtern, ob informelle Hilfe aus Familie, Nachbarschaft, Freundeskreis oder ehrenamtlichen Helfern möglich ist. Wenn ja, Kreis der möglichen Helfer identifizieren, Angehörige bei der Formulierung des Hilfebedarfs unterstützen, konkrete und verbindliche Vereinbarungen mit Helfern treffen (ggf. Hilfekonferenz mit allen informellen Helfern anregen oder organisieren).

3. Regen Sie Angehörige zur systematischen Planung und Umsetzung ausgleichender Entlastungsaktivitäten wie Sport, Entspannung, soziale Freizeitaktivitäten an (Stichwort „persönlicher Zukunftsplan").

4. Sprechen Sie sensibel, aber aktiv die Versorgung im Pflegeheim an, denn das Thema ist oft tabuisiert und mit Schuld- und Versagensgefühlen belegt.

Fehlende Hilfsangebote vor Ort

1. Klären Sie ab, ob ein Fahrdienst durch Hilfsorganisationen angeboten wird oder mit Familie, Freunden, Nachbarn oder ehrenamtlichen Helfern möglich ist, helfen Sie ggf. bei der Organisation.

2. Klären Sie ab, ob aufsuchende oder telefonische Beratung vor Ort möglich ist.

3. Motivieren Sie Angehörige zur Eigeninitiative, regen Sie sie an, selbst Helfer zu suchen und einzustellen (Stichworte „Minijob", „Wohnen gegen Hilfe", „Hausangestellte").Empfehlen Sie jedoch weitere Beratung zu arbeitsrechtlichen Möglichkeiten und Grenzen.

4. Sprechen Sie das Thema „Umzug" an. Helfen Sie den Angehörigen, sich zu informieren, Perspektiven zu formulieren und erste Schritte zu unternehmen: „Wo und wie will ich leben, wenn ich die Betreuung nicht mehr bewältigen kann? Was ist mir dabei wichtig?"